岐轩医学丛书

岐轩易医脉法

张润杰 著

中国中医药出版社
·北京·

图书在版编目（CIP）数据

岐轩易医脉法/张润杰著.—北京：中国中医药
出版社，2013.7（2018.12重印）
（岐轩医学丛书）
ISBN 978-7-5132-1476-6

Ⅰ.①岐… Ⅱ.①张… Ⅲ.①脉诊 Ⅳ.①R241.2

中国版本图书馆CIP数据核字（2013）第117188号

中国中医药出版社出版
北京市朝阳区北三环东路28号易亨大厦16层
邮政编码　100013
传真　010 64405750
廊坊市祥丰印刷有限公司印刷
各地新华书店经销
＊
开本 880×1230　1/32　印张 3.875　字数 84千字
2013年7月第1版　2018年12月第6次印刷
书　号 ISBN 978-7-5132-1476-6
＊
定价 18.00元
网址 www.cptcm.com

内 容 提 要

　　本书是根据作者学习《易经》、《黄帝内经》时的临床心得以及教授学生时的录音整理而成，旨在体现作者医易同源、通用的观点。原理遵经是作者教授学生时，从《黄帝内经》等经典中整理的必诵部分，作者以为"书读百遍，其义自见"，故不做讲解。十二张秘图是作者临床运用易理对脉象病机分析的经验总结。脉象阐微是作者结合易经阴阳太极学说及取象比类方法对 26 种脉象的理解。总之，本书尝试了医易同源的学术思想在脉法临床中的实践与落实，旨在抛砖引玉，希就正于同道。

丛书前言

岐轩医学诞生于易水河畔，是易州张润杰先生多年临床和教学经验的全面整理。张润杰先生因悟《黄帝内经》"察色按脉，先别阴阳"之奥旨，临床诊疗水平得到极大提升，于2008年出版《岐轩脉法》，并以此为契机，经过多年实践，在"气一元论"、"阴阳学说"指导下，对中医基础理论、临证用药、针灸推拿、养生等进行了整理，旨在为中医复兴之路上增点萤火之光，并飨同道。

本套《岐轩医学丛书》包括《岐轩医道》、《岐轩易医脉法》、《岐轩药物法象》、《岐轩脉法实战窍诀》、《岐轩医话》五本。其中《岐轩医道》采用了类似《黄帝内经》的问答形式来传承岐轩之术，其语言表达方式文白夹杂，文言以载道之幽深，白话以佐道之确凿，令人回味悠长。《岐轩易医脉法》利用《易经》中的各种方法论，从多个角度阐释了如何分析脉中气机的变化，灵活而深刻。《岐轩药物法象》则将对中药的认识回归于传统思维，按照升降出入，将中药在人体内的靶向作用与在脉中的反应结合起来。《岐轩脉法实战窍诀》将临床中把脉的手法诀窍展露无遗，让学习脉法不再迷惑。《岐轩医话》汇集诸多岐轩学人的心得，涉及基础理论、临床用药、针灸、推拿、养生等方面，是岐轩脉法临床运用的精华集萃。

目　录

第一章　原理遵经

　　《岐轩易医脉法》是以岐轩脉法为基础，根据《岐轩脉法》一书整理出的原理集锦。易曰：一阴一阳之谓道。通过本篇的学习你会了解，岐轩脉法是真正对易理的落实。通过脉法的实践，你可以进一步了解我国传统文化的精髓和价值。

一

　　经云：微妙在脉，不可不察，察之有纪，从阴阳始。又云：善诊者，察色按脉，先别阴阳。何以古圣诊脉先别阴阳？盖阴阳者，天地之道，万物之纲纪，变化之父母，生杀之本始，神明之府也，天地万物无不由之，故诊脉治病必法于阴阳。

　　是以圣人持诊之道，先后阴阳而持之……切阴不得阳，诊消亡，得阳不得阴，守学不湛。知左不知右，知右不知左，知上不知下，知浮不知沉，七诊不具，治必不久矣。

　　老子云：知其雄，守其雌，为天下溪。为天下溪，常德不离，复归于婴儿。知其白，守其黑，为天下式。为天下式，常德不忒，复归于无极。知其荣，守其辱，为天下谷。为天下谷，常德乃足，复归于朴。

　　故知丑知善，知病知不病，知高知下，知坐知起，知行知止，用之有纪，诊道乃具，万事不殆。

黄帝云：天地之间，六合之内，其气九州、九窍、五脏、十二节，皆通乎天气。故善为脉者，必谨察天地阴阳，脏腑逆从。阴阳表里，雌雄之纪，藏之心意，合心于精，非其人勿教，非其真勿授，是谓得道。

二

老子云：天下皆知美之为美，斯恶已；皆知善之为善，斯不善已。故有无相生，难易相成，长短相形，高下相倾，音声相和，前后相随。故阴阳双方皆以另一方为存在条件。

是故脉之虚实盛衰、大小长短、滑涩迟数皆是阴阳双方互参互比而得，犹如权衡之法，一若不善比，则轻重不分，盛衰难定，虚实易混，脉象难明。

故阴阳互比之法乃岐轩脉法之重要灵魂，它贯穿于《内经》各类诊脉方法之中，人迎寸口诊法即是互比之典型代表。当然，寸口诊法、三部九候诊法也充分体现了这一脉诊思维方法。

在辨阴阳基础上进行阴阳互比，比而难分，则如清浊未分天地未判之混沌也，太极也；比而分之则两仪也，再比而分之则四象也，五行也；再比而分之则八卦也，万物也。故曰：无极生太极，太极生两仪，两仪生四象，四象生八卦，八卦定吉凶，吉凶成大业。

又尝闻矮人脉短、高人脉长之语，实矮人亦有脉长之病，高人亦有脉短之疾。故此二人脉之长短非二人互比而得，乃各自阴阳二脉互比而得。

经云：阴阳者，数之可十，推之可百，数之可千，推之可万，然其要一也。故阴阳互比之法亦不可乱点鸳鸯，胡乱比之，其要亦一也。

三

天地者，一大太极也，人身者，一小太极也，天下万物亦各具太极之理。太极者，阴阳相抱而不离也，阴非其阴，盖阴中有阳；阳非其阳，盖阳中有阴。阴得阳和，阳得阴收。故经云：阴平阳秘，精神乃治，阴阳离决，精气乃绝。

是故平人之脉象亦必合于阴平阳秘之旨，合于太极混元之理。所谓平人者不病，不病者，脉口人迎应四时也，上下相应而俱往来也，六经之脉不结动也，本末之寒温相守司也，形肉血气必相称也，是谓平人。

阴阳于脉，浮为阳，沉为阴，平衡则不浮不沉，居于中，即所谓"脉从中直过也"；上为阳，下为阴（寸尺也），阴平阳秘则上下脉大小、浮沉、长短、来去无偏也；左为阳，右为阴，阴阳调和则左右齐等。

《内经》曰："寸口主中，人迎主外。"此寸口、人迎者即阴阳。阴主里阳主外，又言："两者相应，俱往俱来，若引绳，大小齐等，春夏人迎微大，秋冬寸口微大，如是则平人。"

《伤寒论·太阳篇》曰："脉病欲知愈未愈者，何以别之？曰：寸口、关上、尺中三处大小浮沉迟数同等，虽有寒热不解，此脉阴阳为和平，虽剧当愈。"又《辨脉法》"阳脉浮大而濡，阴脉浮大而濡，阴脉与阳脉同等者名曰缓也。"缓即平人脉也（长夏）。

统上而观之，人体阴阳平衡的把握完全可以由阴阳二脉的互参互比而得。但人体是一个多层次多角度的阴阳共同体，《内经》云："阴阳者，数之可十，推之可百，数之可千，推之可万，万之大不可胜数，然其要一也。"故诊脉之窍诀正如前面所言，"辨阴阳第一，阴阳互比第二"。古圣先贤立意之昭昭，何其今人迷而不悟，而执著于难以把握和统一的脉象"意会"之中，诚可惜也！

人者禀中气而生，中气者土也，土之数为五，故人一呼一吸之间，脉当五动以应土，且五十动而不结代也（以应天地之数）。

阳性刚，阴性柔，阴阳和合，刚柔相济，脉亦如之，故似有力似无力也。脉之至为阳，当有力，阳中有阴，故不失其柔；脉之止也，为阴，象地，故脉软柔，然阴中有阳，故亦不失为有力。故悟得太极即平人之理，则平人之脉象亦知矣。

四

脉之阴阳，易言之而难用之者，不知其要也。人之为器，升降出入也。升降者，阴阳也，出入者，阴阳也，无不出入，无不升降。故《素问·六微旨大论》曰："出入废则神机化灭，升降息则气立孤危。""器者，生化之宇也。"

人之生，气化不绝也，气化者，升降出入也。脉亦应之也。寸口之脉，分寸关尺，人皆知之。然以阴阳分之，寸与尺为阳为阴也，左与右为阳为阴也，浮与沉为阳为阴也。为明是理，今分而论之。

一、寸尺分阴阳，以象人之上下也

在人上为阳，下为阴，以寸尺主之，脉之由尺入寸者，犹人之元气由下而上也。以天地论之为"地气上为云"。脉之由寸入尺，犹如人之气由上而下也，阳入阴中也。以天地气化言之，为"天气下为雨"。此为阴升阳降，天地之交也，以此可知人之阴阳升降、相交之机也（又地气上，天气下，此天地交泰之意也）。

二、浮沉分阴阳

气聚则为物，散则为气。人亦气之所化也，故其气必聚，脉应之而沉而去，此应阴也，应地之静；天人合一，人亦应天之动也，故气欲散，脉应之而浮而来。以上两条可以察气之升降出入也。

三、左右分阴阳

天地者，万物之上下也，水火者，阴阳之征兆也，左右者，阴阳之道路也。万物负阴而抱阳，亦人南面而立也。左阳之升，右阴之入，故曰左右者，阴阳之道路也。故左以诊阳，右以诊阴。经曰四时阴阳者，生命之本也。人与天地相参，脉之当何如而可知也。

脉之阴阳亦即人之阴阳。人之阴阳亦即天地之阴阳也。《素问·阴阳应象大论》曰："故清阳为天，浊阴为地，地气上为云，天气下为雨；雨出地气，云出天气。故清阳出上窍，浊阴出下窍；清阳发腠理，浊阴走五脏。清阳实四肢，浊阴归六腑。"

天地人之气化已明，寸口脉理亦通，分部亦可推而知之。心、肺在人之上为阳，故寸口主之，心为阳在左，肺为阴在右；肝脾位人之中，应天地气交之中，故居关中，左为阳为肝，右为阴为脾；肾在下，居于尺部，左肾右命门。五脏六腑相表里，同在一处，而又当以部位参之，可以万全也。

五

初学诊脉之时会经常看到书中反复强调寸口脉象当春弦、夏洪、秋毛、冬石，而应四时之变化也，似乎这就是平人脉象之全部，其实非也。此决非《内经》脉法之本义，若如此则是过于强调脉象之变化也，乃是断章取义，一叶障目。

《内经》中用了大量的文字反复强调：无论春夏秋冬，皆当是"春胃微弦，夏胃微钩，秋胃微毛，冬胃微石，四时皆当以胃气为本"。我们可以参看《平人气象论》中反复出现的五个"胃"字，脉虽应四时而变化，实际仅仅是"微微"变化，这种变化不可无，也不可过于显著。这一点我们也可以从《平人气象论》讲四时平脉时反复出现的五个"微"字去体会。春弦、夏洪、秋毛、冬石的自然阴阳消长过程，其实体现的就是平衡。人体的阴阳平衡本质是一个动态过程，恰是在这种消长过程中体现出"阴平阳秘"。这种"阴平阳秘"的规律隐藏在阴阳消长变化现象的背后，所以必须把握阴阳规律，学会用阴阳规律去分析问题，才能清楚地从现象中找出本质。

我们还可以用曲线来描述，以脉象随四时变化之幅度为纵坐标，阴阳平衡线为横坐标，上为阳，下为阴。这还会让人联想到价值规律，价格以价值为轴上下波动，而价值线正隐藏在波动的价格曲线之中。一旦价格波动幅度太大，必然会发生金融危机。所以说规律隐藏在事物现象背后，同样脉法正是存在于脉象中的一种规律。如果人体的阴阳消长波动幅度太大，人体阴平阳秘的状态必然会遭到破坏，从而产生疾病。

六

寸口之脉左右恒不相同，左右寸关尺之脉亦各有特征，盖有是脏则有是脉，心、肝、脾、肺、肾五脏各具形态，故寸口之脉亦各具脉形。

然此等差异亦必以共性为基础，即以胃气为本。如左寸以候心，平心脉来，累累如连珠，如循琅玕，虽是夏季心火旺而为五脏主，亦要不失"以胃气为本"的原则；平肺脉来，厌厌聂聂，如落榆荚，即使是秋天肺气旺而为五脏主，亦要不失"以胃气为本"的原则；平肝脉来，软弱招招，如揭长竿末梢，即使是在春季肝木旺而为五脏主的时候，也不能失去"春以胃气为本"的原则；平肾脉来，喘喘累累如钩，按之而坚，即使是冬天水旺的季节，脉象的变化也不能失去"冬以胃气为本"的原则。

　　寸口六部之法，亦如四时之阴阳消长平衡，其平衡是一种动态平衡，也即诊寸口之脉不仅要求同，更要求同存异。存异是标，求同乃其本。心肺居于膈上，为阳，其气浮，故脉应浮，心肺虽居上，但功能各异，故浮各不同。心五行为火，其气炎上，泛泛乎，故当浮大而散；肺五行为金，曰从革，主收敛，故浮而涩短，两者一散一收，一开一合；肝肾居膈下为阴，其气当沉候，故脉以沉候应之。肝肾虽沉，气机各异，肾五行为水，曰润下，秉肺金之收敛而收藏之，故当沉而实。阴中有阳，有所收受之象也，故当软而不可坚盛，如《内经》所言"喘喘累累如钩，按之而坚"。此处之"坚"不可理解为坚硬，当理解为"实"、"充实"之义。在前面曾有述及，肝脉虽然也要沉候，但阴中之阳已具生发之机，五行属木，故沉而长，乃气机萌动之象。是由阴向阳的转化，以水为母而以火为子；脾胃居中州，故居浮沉之间，阴阳合和，故脉以中和为之象。综上所述，一个太极图已经昭然于眼前。

　　此五者相辅相成，共成一个阴平阳秘、消长平衡、阴阳互根、交感和合的阴阳统一体。

第二章　易医脉法之十二秘图

今列脉图数种以示《内经》"察色按脉，先别阴阳"之法要。然必有人疑云：脉图如此之多，如何取用？此实不知阴阳之要也。盖阴阳者，数之可十，推之可百，数之可千，推之可万，万之大不可其数，然其要一也。岐轩脉法认为人是一个多层次多角度的阴阳和合的统一体，不同脉图是从不同角度辨别阴阳的示例。示人学脉不可钻到脉中，要从脉中跳出来。古人云：横看成岭侧成峰，远近高低各不同，不识庐山真面目，只缘身在此山中。岐轩脉法启心诀中云：脉中自有天地大，全由心上起经纶。只需潜心于斯，必可豁然而洞开。

秘图第一

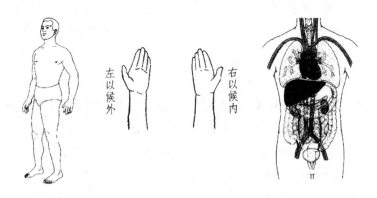

左以候外　右以候内

图2-1　岐轩脉法之左右分内外

在《岐轩脉法》中，左右二脉分主人体内外，此符合人体阴阳之道，验之临床亦是准确无误。其实在《内经》中就已经以人迎和气口分主内外了，至于独取寸口诊法亦早就有不少医家在辨阴阳、分左右、察内外的方法上进行论述。滑寿在《诊家枢要》中说："左脉不和病在表，为阳，主四肢；右脉不和病在里，为阴，主腹脏"。李东垣在《东垣十书》中说："外感风寒，皆有余之症，是从前客邪来也，其病必见于左手，左手主表，乃行阳二十五度；内伤饮食，及饮食不节，劳役不节，皆不足之病也，必见于右手，右手主里，乃行阴二十五度。"

秘图第二

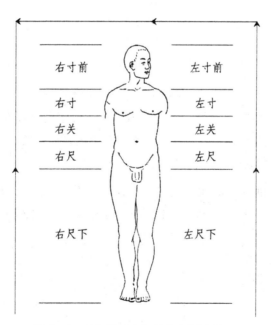

图 2-2　岐轩脉法之气机左右周天之一

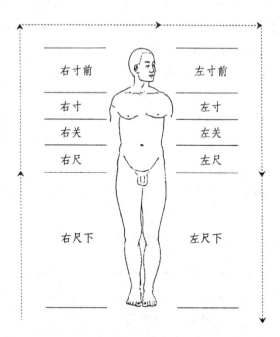

右寸前　　　　　　　左寸前

右寸　　　　　　　　左寸

右关　　　　　　　　左关

右尺　　　　　　　　左尺

右尺下　　　　　　　左尺下

图2-3　岐轩脉法之气机左右周天之二

万物负阴而抱阳，冲气以为和，人面南而立而左东右西，太阳自东而西落，月自西渐东圆，阴阳自左右升降，如环而无端。升降消长一周可用八卦图以表示之，气以应日，自下而左，自左而上，自上而右，自右而下，如图2-2；血以应月，自下而右，自右而上，自上而左，自左而下，如图2-3。

秘图第三

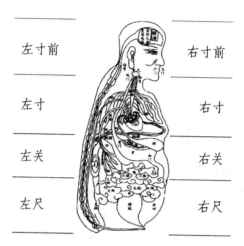

左寸前　　　　　　　　右寸前

左寸　　　　　　　　　右寸

左关　　　　　　　　　右关

左尺　　　　　　　　　右尺

图2-4　岐轩脉法之脉应前后周天

太阳南来北往而寒暑交替焉，人有任督，人身之气得以前后升降焉，应之于脉，则背为阳，腹为阴，左手应背，右手应腹。故而查督脉可留意左手，查任脉要留心右手，观太阳脉定诊左脉，观阳明莫忘右手。至于少阳居前后之中，左右之脉皆可显其兆，唯以气象辨之。

另外，在临床中还可以以左脉分九宫，右脉亦分九宫，如此则更能提高临床尤其是针灸的效果。

秘图第四

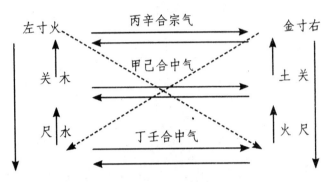

图2-5 五行干支图解岐轩脉法之升降交感

五行者，金、木、水、火、土也。五行各有阴阳，故有甲、乙、丙、丁、戊、己、庚、辛、壬、癸也。左寸应丙丁，右寸应庚辛，左关应甲乙，右关应戊己，左尺应壬癸，右尺应命门之火。五行相生可见水生木，木生火，此应气之升，火生土，土生金，亦应气之升。

左右者阴阳也，阴阳和则气升，人之元气在下焦，储藏于肾，必得肾阴阳和合乃旺，此可应丁壬之和也。旺则即升，其升也，必在肝而萌芽，经脾之培养而为中气存于中焦，肝脾调和，中气即旺，此应甲己之和也。旺而又升至胸中，与清气和合而为宗气，此应丙辛之和也。宗气积于胸中，又助心肺之功，共成雾露之下行而溉也。

秘图第五

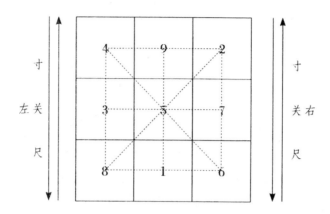

图2-6 九宫图解岐轩脉法升降交感

九宫者，戴九履一，左三右七，二四为肩，六八为足，中央为五，纵横对角相加皆得十五，十五即为平衡之数。对角除中央五，得十亦为平衡之数，以左手寸关尺为4、3、8，右手寸关尺为2、7、6。可以发现，左寸4与右尺6相加得10，为平衡之数，故诊脉之时左寸与右尺亦需阴阳互参。左尺为8，右寸为2，相加亦为平衡之数，故诊脉之时也必须两者同参。左脉4、3、8必须上下贯通一气而得十五之数，右脉2、7、6也要上下如引绳，一气融贯而得平衡之数。通过九宫的提示更知道观察脉也要用整体的观念，上下看，左右看，交叉看，从任何一个角度我们都应该看到的是一个整体，而非简单的局部。

九宫之图在脉中用途极大，此种九宫分配之法还可以用于指导针灸。遁甲针法即是在此基础之上发展演变而来，根据脉中九宫选取穴位，每个穴位又可分三个层次、八个方向进行针刺，可以做到针到、气至、脉应。

秘图第六

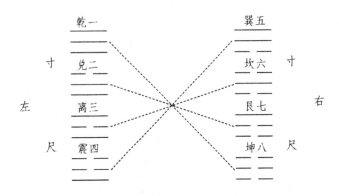

图2-7 先天八卦图解岐轩脉法之阴阳交媾

按无极生太极，太极生两仪，两仪生四象，四象生八卦的次序，则可演化出先天八卦及其数，也就是太极生两仪阴阳，以阳先阴后为序进行排列，而得卦之初爻，然后两仪阴阳再生四象，仍以阳先阴后为法则，得卦之二爻，最后四象生八卦，得卦之三爻，如此先天八卦成矣，即乾一、兑二、离三、震四、巽五、坎六、艮七、坤八。

《内经》云：察色按脉，先别阴阳。我们按上面别阴阳之法对寸口脉进行分析，先分左右为阴阳，如太极之生两仪，左为阳，右为阴，阳在前，阴在后；阳中复有阴阳，阴中亦有阴阳，故再分寸尺为阴阳，寸为阳，尺为阴，阳先阴后，而得四象矣；寸有浮沉，尺亦有浮沉，浮为阳而沉为阴，阳先阴后而得八卦也。左寸之浮为乾一，左寸之沉为兑二，左尺之浮为离三，左尺之沉为震四，右寸浮为巽五，右寸沉为坎六，右尺浮为艮七，右尺沉为坤八。

天地定位，水火不相射，风雷相搏，山泽通气，每对阴阳的交媾就形成了我们的后天世界，形成了丰富多彩的大自然。人身亦是一个小宇宙，所以也遵循着阴阳交媾之法则。当然，这里所谈交媾之机，乃先天之机，造化之机，不可轻视之。

秘图第七

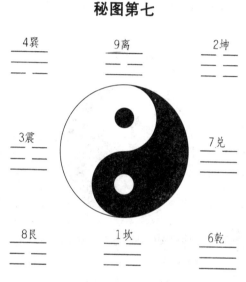

图2-8　太极图解岐轩脉法之脉象来去周天

脉之来为阳，脉之去为阴，以之应一年四季可也，以之应一日之昼暮可也。故脉来之顶点犹如一年之夏至，一日之日中，应五脏之心，应五行之火，在卦为离；脉之静也，犹如一年之冬至，一日之子夜，应五脏之肾，应五行之水，在卦为坎；脉来之中犹如一年之春分，一日之平旦，应五脏之肝，五行为木，在卦为震；脉去之中也，犹如年之秋分，日之暮，应五脏之肺，应五行之金，在卦为兑。如此粗分可为八卦，细分亦可应周天360度。

　　然而在实际操作中就有了困难，以每分钟心率70次为准，那么脉搏的一个来去只有约0.85秒，即使按八卦分，每卦只得0.1秒多一点，要在0.1秒内捕捉到某一个层次的异常信息，是极其困难的。如何解决，就成了把握脉搏来去的重要技术手段，而脉诊技术最终的提高就要看脉搏来去能否准确把握。岐轩脉法根据时空的统一性，以及候气的方法，很容易就能把握脉搏来去的八个层次，甚至更多的层次。

秘图第八

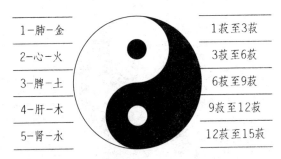

1-肺-金	1菽至3菽
2-心-火	3菽至6菽
3-脾-土	6菽至9菽
4-肝-木	9菽至12菽
5-肾-水	12菽至15菽

图2-9　太极图解岐轩脉法之脉象应浮沉周天

《内经》云"知内者，按而纪之，知外者，终而始之"，也就是说，正确举按是探察内外的重要方法。从《难经》开始就明确了具体的方法，到《脉经》则称之为"持脉轻重法"，到达不同的层次需要不同的指力，而不同的层次代表着不同的脏腑。在这里有一点需要明确，不是指力决定脏腑，而是层次决定脏腑，指力只是对层次的一种描述形式。这样如何把握层次就成了脉诊中重要的操作技术，成了不传之秘，所有的著作均讲其然而不讲其所以然。

用太极图来解释，主要是表明层次的划分离不开人体的气机，浮沉就是一个太极图，就是阴阳的消长。像一个站立的人一样，以气机论则上为离为心，下为坎为肾，中间肝与肺，此则从气机言。若从形态而言，于人内脏则肺为华盖，在最上，心居其下，中央脾胃，最下者肝肾，于五体则为皮、脉、肉、筋、骨，但真正下手则以初到脉上为候也，次第呈浮涩短、浮大散、滑、弦而长、石而软。

秘图第九

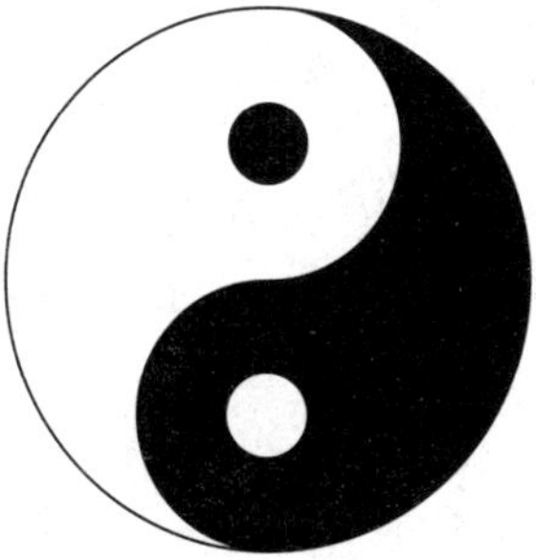

太阳　　　　　　　　　　　　　　太阴

阳明　　　　　　　　　　　　　　少阴

少阳　　　　　　　　　　　　　　厥阴

图2-10　太极图解岐轩脉法之脉应六经运行

《难经·七难》曰：太阳脉至，洪大以长，少阳脉至，乍数、乍迟、乍长、乍短，阳明脉至，浮大而短，太阴之至，紧大而长，少阴之至，紧细而微，厥阴之至，沉短而敦。

少阳者，一阳也，故其气来微见急促，似数而迟，似长而短；阳明者，二阳也，阳气渐强，气盛而能出，故浮大，但仍不足以充斥上下，故短；太阳者，三阳也，气充盈而脉大，气能出可见浮（洪，脉体极度扩展而不见收敛，此时脉定浮），气能升而见脉长；太阴者，三阴也，三阳从充斥内外上下开始收敛，故脉见长大而紧，紧，收敛也；少阴者，二阴也，收敛故见紧，阳气已潜藏，故脉体变细而微；厥阴者，一阴也，阳气收敛潜藏已完成，脉短气降也，沉者藏也，敦者，尚不虚也。此亦是阴阳消长之过程也，如太极图所示，自左下而上分别为少阳、阳明、太阳，自右上而下分别为太阴、少阴、厥阴。

秘图第十

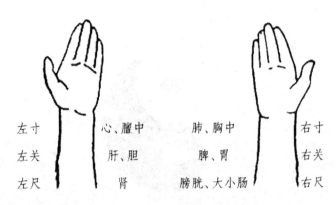

左寸	心、膻中	肺、胸中	右寸
左关	肝、胆	脾、胃	右关
左尺	肾	膀胱、大小肠	右尺

图2-11　图解岐轩脉法之脉应五脏六腑

学习脉诊首先要先记住寸口六部所应脏腑，按教科书中所记，则为左候心小肠、肝胆、肾膀胱，右候肺大肠、脾胃、命门。

下面我们先看看《内经》是如何分布的。《素问·脉要精微论》曰："尺内两旁则季胁也，尺外以候肾，尺里以候腹，中附上，左外以候肝，内以候膈，右外以候胃，内以候脾。上附上右外以候肺，内以候胸中，左外以候心，内以候膻中。前以候前，后以候后。上竟上者，胸喉中事也。下竟下者，少腹腰股膝胫足中事也。"很显然，《内经》基本遵循全息对应的原则。

岐轩脉法在寸口的脏腑分布如图，小肠、大肠、膀胱位居下焦，诊于右尺。

秘图第十一

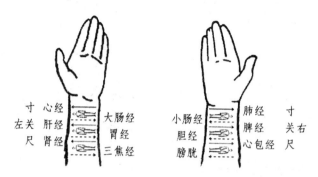

图2-12　图解岐轩脉法之十二经运行应脉

有人问，教科书中所述脏腑寸口分布图是错误的吗？我们认为并不是错误，而是所指尚欠明确，心和小肠经互为表里，行于上肢，肺和大肠互为表里，亦行于上肢，故上图所示乃是诊十二经脉也。于此，参看王叔和《脉经》之平三关阴阳二十四气脉第十六等诸篇论述即可明白。

秘图第十二

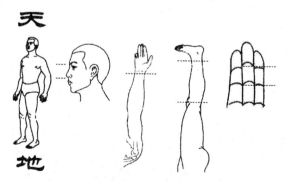

图2-13　图解岐轩脉法之脉应三才

先有天地人三才，而卦有三爻，脉有寸关尺，人有三部，面有三停，臂有上中下，下肢亦有上中下，指有三节，此三才之理无处而不在，今学脉诊，亦须运用三才全息之理。

第三章 脉象阐微

第一节 脉象剖析法阴阳

《内经》中云"察色按脉，先别阴阳"，我们整个岐轩脉法讲的就是这个道理。具体如何操作，如何进行落实，如何理论与实践相结合呢？

我们学习马克思主义哲学时知道，任何一个事物都存在着多个层次的矛盾，矛盾的斗争推动着事物的发展变化。岐轩医学认为，人体是一个多层次、多角度的阴阳共同体，所以"察色按脉，先别阴阳"的真实内涵就是先确定色脉的各个层面，也就是构成要素。我们把每个要素当做观察事物的一个立极点，也就是可以把每个要素当做一个太极，进而太极生两仪，两仪成四象，我们对脉象的把握就是本着这个思路来进行。

诊察脉象首先要从四个基本角度来观察："脉"的活动空间（古代医家讲的"位"），作为"血府"的脉（管）的自身状态（古代医家讲的"形"），血府中的"血"和促使血在血府中运动的"气"（古代医家讲的"数"和"势"是由气血综合状态来体现）。所以为了能和古人脉象经验接轨，在进行要素辨别，选择观察的立极点时，我们应该从四个角度出发，而不是想当然地随意区别要素。同时，还要与《内经》辨阴阳和气机"升降出入"运动相结合。

综上分析，我们认为脉象的构成要素主要从七个方面去分析，即脉位、脉之形体、脉中之"气"、脉中之"血"、脉幅、脉率、脉律。对每一个要素，我们都要按"太极生两仪，两仪生四象"的阴阳思维法则去分析，分析到"四象"这个层面，与具体的"脉象"就很容易接轨了。

脉象剖析的过程其实就是临证诊脉思维的重要中间过程，是学习脉诊不可缺少的必由之路，所以在学习脉诊过程中，为了让大家迅速地掌握这个规律，我们在《岐轩脉法实战窍诀》中公开了脉图训练法。

下面是岐轩脉法中早就整理出来的"察色按脉，先别阴阳"的具体操作过程。

一、辨脉位阴阳

一般人们认为脉位就是浮沉，其实这不够全面，我们要诊察的脉的活动范围不仅于此。

"器者，生化之宇也"，"器散则生化之机息"，第一步辨脉位阴阳就是要对我们要诊察的"器"进行定位。这一步至关重要，《四言举要》中明确提出"上下左右，与浮中沉，七诊推寻"，就指明了这一点。当然，与脉位相对应的主要脉象就是浮沉。浮沉主要体现的是气机的出入运动。

二、辨脉形体阴阳

1.长短

岐轩脉法中主要诊察人体气机的升降，所对应的主要是长脉和短脉。其具体辨别方法是：按划分"三关"的理论，寸口脉的长短以"一寸九分"为正常。在这种理论指导下，若寸口脉超过"一寸九分"，寸、尺两端过于本位，则为长脉。若寸口脉达不到"一寸九分"，寸、尺两端不及本位，则为短脉。这也是独取寸口脉法的特殊规定，虽有一定指导意义，但可灵活掌握。

2. 大小（粗细）

在岐轩脉法中，大小用来表达人体气机的出入（聚散）运动。脉体大是因为气机出的运动太过，脉体细小是因为气机收敛太过之故。

3. 起伏

起伏是指脉在寸关尺三部的浮中沉这个范围内的走行，如山脉之起伏，它表达气机在人体内升降出入的整体态势。这一点对把握人体整体状态至关重要。

4. 缓急（脉体紧张度）

脉者，壅遏营气，令无所避。脉体的紧张度是对人体气机升降出入的重要调节。一般来说脉象急为有寒，缓为有热，这符合热胀冷缩的规律。在脉象上主要辨别弦脉、紧脉和缓脉。其具体方法是：若只是脉体张力增强，按之如弓弦状，为弦脉。若脉体"紧张"或"拘急"，按之"左右弹人手"或如"切绳状"，为紧脉。若脉体"舒缓"或"缓纵"，按之有脉体"张力"或"弹性"低下的指感特征，为缓脉。

三、辨脉中"气"之阴阳

脉搏波动的有力无力全赖气的盛衰，脉搏有力为阳，无力为阴。这对辨别气的虚实很关键，有力为气足，无力即为气不足。

四、辨脉中"血"之阴阳

脉为血府，血液（水分）充足脉体才会充实，血液（水分）欠缺，脉体可显空虚之象，或细或涩。

五、辨脉幅（来去）阴阳

脉之来去的幅度由两方面决定，脉体的紧张度，再就是"气"的鼓动力度，主要观察气机出入状态。如来盛去衰，幅度太大，表明气的出入运动太过，幅度小则表明气机出入不畅。

六、辨脉率（快慢）阴阳

脉率有徐疾之别。疾者，儿童为吉。病脉之疾，可因邪迫，气血奔涌而脉疾；亦可因正气虚衰，气血惶张，奋力鼓搏以自救，致脉亦疾。脉徐者，可因气血为邪气所缚，不得畅达而行徐；亦可因气血虚衰，无力畅达而行徐。

七、辨脉律阴阳

脉搏跳动的规律性是指在一定时间段内，一般脉五十动的时间，脉搏是否发生变化。在临床上常会有这种情况，初持脉时的脉象过一会就发生了变化，过一会又变回来，或变成其他脉象，不一定是脉搏的中止才叫脉律发生了变化。当然现行的教科书皆以促、结、代来代表脉律变化，这只是特殊情况而矣，以此代表全部则有失偏颇。把握脉律的变化在诊脉时是非常重要的，但自古以来很多医家对此都有一定争议。

在诊脉过程中，我们基本上是按着这种方法去分析患者气机运动变化的。当然，在临床过程中脉是千变万化的，但总不出这七个方面的分析。对于古人留下的宝贵经验加以分析、继承和利用，临证才能处处贯通。

第二节　二十六部脉象剖析

占人整埋出的二十六种脉象，对临床的意义极大，但要想真正学会并得以继承，必须建立起重要的象思维。象思维是《易经》和中医共有的思维方式，所以在下面的脉象学习时必须要按照前面讲的"察色按脉，先别阴阳"的具体操作方法去思考，才不会落于臆测、臆想，而真正掌握脉象精髓。

脉象的学习，要遵循象思维的规律才可以。古人总结的脉象，我们应该将之归于"类"，是度量时用的尺子，诊脉时就要取"象"，然后比之于类之象。这就是取象比类在中医脉诊中的具体落实和实践。下面的脉象分析就是遵循这个法则来进行的。

浮　脉

一、脉象的诸家论述

《素问·脉要精微论》：春日浮，如鱼游在波，夏日在肤，泛泛乎万物有余。

《脉经》：浮脉，举之有余，按之不足。

《难经》：浮者，脉在肉上行也。

《诊宗三昧》：浮脉者，下指即显浮象，按之稍减而不空，举之泛泛而流利。

《脉诀汇辨》：如水中漂木，虽按之使沉，亦将随手而起。

《诸脉条辨》：脉有素浮素沉之体，故浮无定候，以初到脉上为候。

《濒湖脉学》七言诀：体状诗，浮脉唯从肉上行，如循榆夹似毛轻，三秋得令知无恙，久病逢之却可惊。相类诗：浮如木在水中浮，浮大中空乃是芤，拍拍而浮是洪脉，来时虽盛去悠悠。浮脉轻平似捻葱，虚来迟大豁然空，浮而柔细方为濡，散似杨花无定踪。

二、脉象评析

浮脉的描述有很多种，且并不统一。我们在学习过程中往往误以为浮脉应该有一种比较统一的指感特征，实际上却并非如此。

《素问·脉要精微论》中云："春日浮，如鱼游在波……"这里浮应该指脉势上浮之势，正与春天阳气上升相符。而"夏日在肤，泛泛乎万物有余"则应该是指阳气热盛，脉从上浮之势发展成"脉从肉上行"。此两者一是指脉势浮，一是指脉位浮。

《内经》中对秋天之脉称为毛脉，后世将毛脉归于浮脉。李时珍《濒湖脉学》中云："三秋得令知无恙，久病逢之却可惊。"而《内经》中对毛脉的描述却是"如微风吹鸟背上毛，厌厌聂聂，如循榆荚"。秋天是收敛的季节，阳气下肤，如蛰虫将去，然仍有余气在表，浮散于外，故有"如微风吹鸟背上毛"之说。脉象意义主要体现秋天阳气正欲潜藏。而王叔和《脉经》"举之有余，按之不足"则是指人体气机上越外浮，与"春日浮，如鱼游在波"相同。

《难经》中"浮者，脉在肉上行也"明确指出，此为脉位之浮。《诊宗三昧》与《脉诀汇辨》则是指脉位与脉势均浮。

故《诸脉条辨》又指出"浮无定候"。李时珍的《濒湖脉学》将所有的情况归在一起，统称为浮脉。这就使后学者摸不着头绪，势必走入迷雾中，以至于做中医多年，仍脉理不明，搞不清何为浮脉。

从临床的角度看，应该把体现气机外浮上升的脉势浮称为浮脉。所以说王叔和《脉经》规定的"举之有余，按之不足"更为确切一些。从王叔和《脉经》中对浮脉的描述我们完全可以看出：浮脉是靠指法"举、按"得出的，没有举按的过程，就不会得出正确的浮脉。

下面我们专门对举按做论述。目前有很多人对"举之有余，按之不足"认识不够。由于受现代一些书籍的提法如"浮取、沉取"的影响，就简单地将"举之、按之"理解成"浮取、沉取"。在岐轩脉法"手法法阴阳"篇中仔细地介绍了这一点。

从语法分析，沉取、浮取的"浮"、"沉"是副词，用来修饰动词"取"，表明取的状态是"浮"或者"沉"，而"浮之、沉之、举之、按之"的"浮"、"沉"、"举"、"按"是动词，表示脉（之）的动作过程。

在古脉法中，诊脉时医者是在"举"、"按"的动作过程中体会脉搏来去的变化，此即《内经》所云"知内者，按而纪之，知外者，终而始之，此六者，持脉之大法也"之本意。

《难经》中对举按的方法又做了准确的阐释，以"一菽"为举按力量递增递减的单位，整个诊脉过程分为十五个层次。五个大的层次，到了《脉经》中则明确这种方法叫做"持脉轻重法"。

举按的具体操作如下：临诊时，触及脉体以后，即以"初到脉上为候"，再对脉体进行按压，直到脉搏消失，整个过程力量增加量我们视为十五菽之重。这样每三菽为一个层次，从按开始到按终分别为肺、心、脾、肝、肾，在举按过程中，得到的结果是"举之有余，按之不足"，称之为浮脉。近人有以"指压—指感趋势图"来表示浮脉的，认为指感强度最重之点所用指力小于中等指力时，即为浮脉。其实这只是其中的一种情况，即典型的浮脉特征。我们认为当指力大于五分之三总指力时，如果"举之有余，按之不足"，可以认为在肝肾这个层次气机外越。也就是说，任何一个层次气机均可以外浮。所以在脉诊的任何一个层次都可以出现浮脉。

这样，我们就能够通过举按准确地把握气机出的过程，也只有这样才是对浮脉最深刻、最正确的认识。

通过以上分析，我们应该知道如何学习脉法，看待脉象。

岐轩脉法中浮脉在临床中的意义是把握气机升降出入中出的运动。凡是浮脉，气的"出"运动均大于气的"入"运动，是否太过以"微"而有"胃气"为度。

到底是什么原因导致脉浮呢，主要有以下几个方面：

①邪气居表，正气抗邪。

②内热盛而气外出。

③风盛扰之。

④内寒盛，气不能入。

⑤内阴实，气不得入。

⑥内阴虚，不能敛阳。

⑦里气虚，相对外气盛。

沉　脉

一、脉象的诸家论述

《素问·脉要精微论》：冬日在骨，蛰虫周密，君子居室。

《素问·玉机真脏论》冬脉者，肾也。北方水也，万物之所以含藏也，故其气来沉以搏，故曰营，反此者病。

《脉经》：举之不足，按之有余。

《脉诀》：沉行筋骨，如石投水。

《脉诀刊误》：轻手于皮肤之间不可得，徐徐按至肌肉中部间应指，又按到筋下部乃有力。

《脉诀汇辨》：非重按不可得，有深深下沉之势。

《诊宗三昧》：轻取不应，重按乃得，举指减少，更按益力，纵之不即应指。

《濒湖脉学》：体状诗：水行润下脉来沉，筋骨之间软滑匀，女子寸兮男子尺，四时如此号为平。相类诗：沉帮筋骨自调匀，伏则推筋着骨寻，沉细如绵真弱脉，弦长实大是牢形。

二、脉象评析

沉脉与浮脉正好相对，互为阴阳，在沉脉的历代描述、记录、学习中，同样存在像浮脉一样的问题。

《素问·脉要精微论》云"冬日在骨，蛰虫周密，君子居室"，此言人体阳气深走于内而不欲出也。其实这是阳气敛藏的结果，而不是阳气敛藏的过程。《素问·玉机真脏论》云"冬脉者，肾也，北方水也，万物之所以含藏也，故其气来沉以搏，故曰营"，此处是指脉位沉之象。

岐轩脉法认为沉脉是反映人体气敛藏的一种状态，反映的是入盛于出，也就是说反映的是脉势。所以我们认为王叔和的

《脉经》"举之不足，按之有余"更准确。后世《脉诀》、《脉诀汇辨》、《诊宗三昧》均是指脉位沉，唯有《脉诀刊误》所言更注重脉势。

其实我们也有很多情况是在某个层次的举按，由于沉反映气的沉降敛收，所以不一定所有的气敛、沉降均要收到筋骨之间，比如有大气下陷者，有陷于中焦者，有陷到下焦者。寒气伤人，致气机收敛，有中皮毛者，有中肌肉者，有中脉者，更有中于筋骨者。故举按浮沉我们不能把握层次，就很难准确把握病机。

前面讲过举按分为五层，以应五脏。当然还有其他分层法，如赵绍琴教授说，测脉当以浮、中、按、沉四部来分，以更好的定表里，定功能，定实质。以浮部定表分，中以及按偏里，沉为极深极里。也可以说浮主表，沉主里，中与按主半表半里。温病的卫气营血辨证即可以用浮中按沉来划分。另外金伟在《我的脉学探索》中也是分四个层次。他分为"浅中深底"，总之根据临床应用，我们可以灵活对待。

对于举按层次的划分，还应该做深入的理解才可。人体的动脉是一个圆柱形，我们所触及的是脉的表里两个层次。我们知道脉搏的搏动是动脉壁的扩散过程，所以浅层动脉壁与底层动脉壁是相反方向搏动，根据血液动力学原理，轴流是流速最快的，边流相对最慢，所以我们不同的指力必然会有不同的指感。根据这种情况，脉分为五个层次更切合实际情况。

导致气机敛降，不能外出的因素主要有：

①寒气中人，气不得升。

②痰饮、湿浊、瘀血、食滞、水蓄、腑实等有形之邪皆令脉沉。

迟　脉

一、脉象的诸家论述

《脉经》："呼吸三至，去来极迟。"

二、脉象评析

认识了数脉也就认识了迟脉。《脉经》云"呼吸三至，去来极迟"，这里规定的是至数，一呼一吸三至，即为迟。其实《脉经》也规定了去来极迟。去来迟为迟之渐，至数三至为迟之甚，若去来极迟必然是三至甚或二至。对于迟之渐，数之渐，如何准确把握，同样也离不开我们的举按之法。举之来急来促即为数之渐，举之来迟来缓者为迟之渐。

浮沉迟数，一直以来被视为四大纲领脉，诚不虚言，但这必须是在真正认识把握他们的前提下，方能由四脉提纲挈领。

浮沉可定五脏、五体气机出入之偏，迟数可以定人体气血运行之迟速，由此阴阳表里寒热已明白十之八九。

脉迟总不外乎气血运行迟滞，致使脉之来去皆迟慢，结合数脉，我们可以这样理解，迟脉表明气血在人体内流动甚慢，一般是阳气虚衰，鼓动无力，如老人之蹒跚，亦或阴寒内阻，运行不畅，如道路荆棘，行人迟缓。数脉与迟脉互为阴阳，犹如一个国家，外敌入侵或者发生突发事件后，国家快速反应，启动应急预案进行应对，像人体气血快速运行以补充供给，达到充分抗敌的目的。但长此下去，必然会由阳转阴，故曰壮火食气。若体制不完善，国力不足，无力应对，就会消极等待。

数 脉

一、脉象的诸家论述

《素问·生气通天论》："脉流薄急。"《素问·平人气象论》："人一呼脉三动，一吸脉三动而躁。"

《脉经》：热病，脉六至。

二、脉象评析

数脉一般理解为脉搏至数多，《素问·平人气象论》中云"人一呼脉再动，一吸脉亦再动，呼吸定息脉五动"，即是指数脉。据此，《脉经》明确规定数脉即为一息常数六至。

迟数脉主要是对脉搏频率的把握，通过迟数可以辨阴阳寒热脏腑。《素问·平人气象论》中还对平人至数进行了论述，曰："人一呼脉再动，一吸脉亦再动，呼吸定息，闰以太息，命曰平人。平人者，不病也，常以不病调平人，医者不病，故为病人平息以调为之法。"由此可见，《内经》认为一息四五至为正常至数。这是符合实际情况的。

我们都知道，正常人的呼吸频率是 16～20 次/分钟，用一呼吸四至乘以每分钟的呼吸频率 16，得出每分钟脉搏最低值为 64 次，用一呼吸五至乘以每分钟最高呼吸频率 20，得出每分钟脉搏的最高值为 100 次。所以正常人的每分钟脉搏频率是 64～100 次/分钟，这与现代医学规定的正常心率 60～100 次/分钟不谋而合。所以中医脉诊对脉搏至数的把握是很准确的。

好像历代对迟数脉的认识最为统一，其实也有一些论述让人感觉到数脉不仅仅是至数。《金匮要略·胸痹》说："寸口脉沉而迟，关上小紧数"，也就是说，寸口当一息三至，关上当一息六至。寸关尺本一脉相贯，一气而动，三部频率当一致，这就说明仲景在《金匮要略》中之"迟数"应另有含义。

我们回去再读《内经》、《脉经》，发现《内经》中"脉流薄急"，《脉经》中"数脉，去来促急"的描述，也就是说如果脉来有急促之势即可视为数脉，至数为火之极，来去急促、薄急为火之渐，脉来盛去衰为火之盛。总之，数脉体现火势的一种典型状态，并非唯一。故火当分为渐火、盛火、壮火，如此当无遗漏。

动　脉

一、脉象的诸家论述

《伤寒论》：若数脉见于关上，上下无头无尾，如豆大，厥厥动摇者，名曰动也。又曰：阴阳相搏，名曰动。阳动则汗出，阴动则发热。

何梦瑶：数而跳突为动，乃跳动之动，大惊多见之。

成无己：阴阳相搏，则虚者动。故阳虚则阳动，阴虚则阴动。

庞安常：关前三分为阳，后三分为阴。关位半阴半阳，故动随虚见。

二、脉象评析

历代有关动脉的论述也是仁者见仁、智者见智。"如豆大，无头尾，厥厥动摇"，跳动、跳突的认识基本一致。只是出现的部位不同。按张仲景《伤寒论》所述，动脉见于关上。成无己则认为，可见于寸，也可见于尺。而王叔和则认为三处随处可见，并可同时而见。如《脉经》说："左手寸口脉偏动，乍大乍小不齐，从寸口至关，关至尺，三部之位，处处动摇，各异不同，其人病，仲夏得此脉，桃花落而死。"

无论见于何处，只要是"跳动，跳突，厥厥动摇，如豆大，无头尾"，即是动脉。

动脉的形成原因，常见于惊吓，是气机升降出入逆乱之象。是"惊则气乱"的准确形象的体现。我们可以用心体会一下人体在受惊吓时的反应，那是突然浑身一紧的收缩状态。气在此时的运动特点是突然向中部回收，只入不出，以至于不升不降，搏结于中。气血回收不充于四肢肌肉，故见心惊肉跳，四肢无力。

另外一种论述，动是阴阳相搏的表现，阴阳搏于寸则发汗，搏于尺则崩，即《内经》"阴虚阳搏谓之崩"。还有一种情况，体内有痰饮、瘀血，正气蓄积，愤然而动，亦可见动脉。如胸痹、痰喘患者，这也是阴阳相搏的表现。

结 脉

一、脉象的诸家论述

《脉经》：往来缓，时一止复来。

《难经·十八难》：脉来去时一止，无常数，名曰结也。

《诊家正眼》：迟滞中时见一止。

《诊宗三昧》：指下迟缓中频见歇止，而少顷复来。

仲景云：累累如循长竿，曰阴结。蔼蔼如车盖，曰阳结。历经又有如麻子。动摇旋引旋收。聚散不常者曰结。主死。

二、脉象评析

一般认为结脉主要是反应脉搏的节律失常。往来迟缓，偶一止，稍缓复来，统观诸家脉书，均无异议。但在《脉经》中对结脉解释时说："按之来缓，时一止者，名结阳，初来动止，更来小数，不能复还，举之则动，名曰结阴。"从这句话中我们可以看出，结脉也要在举按中观察把握才行。

另外，"举之则动"更应该是指脉来之止，并非脉率的歇止，因为如果是脉率的歇止，举之则不会再动。这句话应该这样理解，手指按脉来迟缓，偶有一止，不能至，为结阳。初按脉上动即止，再来急促，并不能来，举之脉才能再来再动，这叫结阴。在临床中有这样的脉，轻中按之，偶有一止，重取之，不见歇止。也有重按之脉止，并急促有乱，不能恢复正常节律。这时举之，脉才会又动，恢复正常。这两种情况《脉经》夹行小字相类似。一般我们把举按所得之结视为结之渐，脉率之歇止视为结之甚。

"知内者，按而纪之……"按之脉当随指而下沉，恢复正常搏动，今按之动止，举之又动，是气机之出入有阻滞也，故可称为结阴。

我们再回头来看，《难经》、《诊家正眼》、《诊宗三昧》中所述之结为结阳，也就是说，我们能看到的论述多是结的一种，也就是结阳。另外还有从脉形论结者，张仲景云"累累如循长竿曰阴结，蔼蔼如车盖曰阳结"，这就是脉形之结。

综上论述，结既有来去之结，又有脉形之结、至数之结。结脉主要是表明气机的升降出入运动过程不能接续、畅达之象。原因主要分为三类：邪实阻滞，正气虚衰，七情郁结。《伤寒溯源集》："结者，邪结也，脉来停止，歇止之名，绳之有结也，凡物之贯于绳上者，与结必碍，虽流走之甚者，亦必稍有逗留乃得过也。此因气血虚涩，邪气间停于经脉之间尔。"

代　脉

一、脉象的诸家论述

《脉经》：代脉，来数中止，不能自还，因而复动，脉结者生，代者死。

《伤寒杂病论》：脉来动而中止，不能自还，因而复动者，名曰代，阴也。

二、脉象评析

现代教科书中将有规律的间歇称为代脉，自古至今都认为代脉主重病，病危，是死脉。恰恰因为这种情况，产生了很多分歧。

《灵枢·根结》中说："五十动而不一代，以为常也。"并说："四十动一代者当一脏无气，三十动一代者当二脏无气，二十动一代者当三脏无气，十动一代者当四脏无气，不满十动一代者，五脏无气。"有医家能据此确定患者死亡的时间。

当代著名医家李士懋在《脉学心悟》中对脉象主病提出质疑，他说：代脉，除孕及暴病外，皆认为主脏气衰败，为死脉，可是临床见许多止有定数的脉，即使是二联律、三联律，亦未必死。而且很多都可经治疗而消除。根据这个临床事实，必然出现两个问题，一是假如代脉为止有定数的脉，这个前提是正确的，那么称代脉为死脉就不正确。因为止有定数的脉并非死脉。二是假如代脉为死脉这个前提是正确的，那么代脉的特征就不是动而中止，止有定数。

李时珍在《濒湖脉学》中云："五十不止自无病，四十一止一脏绝，四年之后多亡命……"可以看出李时珍继承了《脉经》中代脉的本义。而《脉诀汇辨》的作者作了有力的辩驳：

夫人岂有一脏既绝，尚活四年！

代脉最早的记载是在《素问·宣明五气》篇中"脾脉代"，谓胃气随时而更，此四时之代也。由此可见，代脉的本义是指变更、替代之义，不应该是指"间歇"，间歇使代的意义范围缩小。张景岳对此也做了深刻阐述，他说"忽大忽小，乍迟乍数，倏而变更不常者，均为之代"，"若脉平匀，而忽强忽弱，乃形体之代"，又说"脉无定候，更变不常，则均为之代"。

另外，如果按《内经》"脾脉代"的认识，我们可以从脾的生理功能反过来认识代脉。脾者，五行属土，土主四季，一年之中木向火，火向金，金向水，水向木转化，均要通过土之"化"的作用实现。一呼一吸脉四五至，以应四季五行，一搏即一个季节，每次脉搏之间的相互转化，都应该由脾来完成，所以脉搏的节律不均责之于脾，脉形不均，亦可责之于脾。由此我们可以看出，代脉是指脉形的不均匀。

在《伤寒论》中，治疗心动悸、脉结代的方子就是炙甘草汤，炙甘草就是补脾气之要药。由此可见，仲景亦同意代脉责之于脾的观点。至于代脉主死，我们不可简单机械地理解，死应该是病情严重危险、不易治的意思。

综上所述，对代脉的认识，不可拘泥于死之说。要反复思考，择其善者而从之。

促 脉

一、脉象的诸家论述

《伤寒论·辨脉法》说："脉来数，时一止复来者，名曰促。"

《脉经》：促脉，来去数，时一止复来。

黎居士：如蹶之趣，徐疾不常。

二、脉象评析

用促来描述脉象，最早可见于《素问·平人气象论》："寸口脉中手促上击者，曰肩背痛"，所谓"促上击"是脉来急促并向鱼际上窜的一种脉形，表达了邪气在上，正气奋而抗击的一种病机。但真正对促脉进行定义的是张仲景的《伤寒论·辨脉法》，"脉来数，时一止复来者，名曰促。"显然此"促"非《内经》之"促"，《脉经》对"促脉"的定义取法《伤寒论》。但仲景所言之数是否与《脉经》王叔和所言之"一息六七至"一致，我们当存疑。前面论述过，在《金匮要略·胸痹心痛短气病脉证并治》中寸口脉沉而迟，关上小紧数。此处之迟数，绝非是指脉率的快慢。所以我们也很难说，促脉之数仲景所指为何。所以当我们阅读古人之书时，见到促就要搞清楚到底是指什么。

当然，无论"促"是指急促、迅速，还是脉率快，都是一种火象。脉一见止，必有滞涩，《诊家正眼》中对"促"有一段精辟的论述："促脉之故，得于脏气乖违者，十之六七，得于真元衰惫者，十之二三，或因气滞，或因血凝，或因痰停，或因食壅，或外因六气，或内伤七情，皆能阻遏其运行之机，故虽当往来急数之时，忽见一止耳"。归纳起来，主要就是：

①元气虚惫。

②邪气阻遏。

③火壅而促。

④七情郁结。

长 脉

一、脉象的诸家论述

《诊家正眼》：长脉迢迢，首尾俱端，直上直下，如循长竿。

吴克潜《诊断学》：长以形体言，有三部之长，有一部之长，以脉波言，有来去之长。

《濒湖脉学》：如揭长竿末梢，为平。如引绳如循长竿，为病。

二、脉象评析

"长"是指脉体能从下贯上，从上通下，上中下如一气相贯，是人体阴阳能够上下升降之象，故《内经》云长则气治。肝应于春时，其政舒，肝之常脉可长。《诊家正眼》曰："长而和缓，即含春生之气，而为健壮之征。"如脉超越三部，即为过，若上部脉长超过寸部，上于鱼际，名之曰溢，是说脉气之升太过，如《素问·平人气象论》曰："病肝脉来，盈实如涌，如循长竿，曰肝病。"其症可见头晕目眩，动风，眩仆，等。若下部脉长超越尺部，则为覆，说明人体气机向下运行太过，多见腰酸及下肢之病。

长脉虽然主气机升降，但由于气之升是由气血之壮而升，或敛之而使之升，所以辨长不能忽略脉之粗细的观察。

另外，吴克潜《诊断学》云："长以形体言，有三部之长，有一部之长，以脉波言，有来去之长。"这里的来去更主要是体现气机的出入过程，不可与气之升降相混淆。

短 脉

一、脉象的诸家论述

《脉诀》：短脉，不及本位。

《脉经》：应指而回不能满部。

《脉诀刊误》：寸口尺中皆退促，附近关中见一半，如龟缩头曳尾之状，以其阴阳不及本位，故曰短。

戴同父：短脉只见尺寸。若关中见短，上不通寸，下不通尺，是阴阳绝脉，必死矣。故关不诊短。

黎居士：长短未有定体。诸脉举按之，附过于本位者为长，不及本位者为短。

二、脉象评析

对短脉的认识基本都是一致的，只是《脉诀刊误》中所讲有些以偏概全。《脉诀刊误》云："寸口尺中皆退促，附近关中见一半，如龟缩头曳尾之状，以其阴阳不及本位，故曰短。"这样似乎短只居关部了，实际情况并非如此，短脉可以使寸脉短缩，尺脉正常，也可以使尺部短缩，而寸部正常。但是临床上感触短脉，就不像理解那么容易了。《脉经》云："应指而回不能满部。"黎居士云："长短未有定体，诸脉举按之，附过于本位者为长，不及本位者为短。"也就是说："举之按之"的过程中，出现"应指而回，不能满部"。这就出现了一个层次问题。若是轻取脉体，寸和尺短缩，则说明浅层气机升降失调；如果轻取脉体即于三部，重取而见某部脉体不及本位，则表明深层气机升降不调。

长脉和短脉是常见的两种脉象，通过对长短的观察，我们可以准确地把握气机之升降。可以这么说，所有的病都存在着气病，所有的病，诊脉都会涉及长短的比较。

紧　脉

一、脉象的诸家论述

《脉经》：数如切绳状。

朱丹溪：如纫箄线。

《诊家正眼》：紧脉有力，左右弹人，如绞转索，如切紧绳。

《三指禅》：紧脉弹人手，形如转索然，热为寒所束，温散药居先。

二、脉象评析

在《内经》中多处提到了"紧"。如《素问·示从容论》说"切脉浮大而紧"。《灵枢·禁服》说"子为痛痹"，《素问·平人气象论》说"盛而紧曰胀"，《素问》又云"切其脉，滑小紧以沉者，病益甚，在中"，但这里的紧绝非是王叔和《脉经》所言的"紧如切绳"，"转索无常"。因为《内经》中紧脉只是用了形容词对脉进行了形象的描述，并且从未规定某种脉象是如何如何。在这里"紧"就是紧张，没有其他的意义。

《内经》中与"紧"相似的形容词还用到了"急"，"坚"。《灵枢·邪气脏腑病形》云"缓者多热，急者多寒"，《灵枢·五色》云"人迎盛坚者伤于寒，气口盛坚者伤于食"。对脉"紧"、"急"、"坚"的把握，我们同样可以借助于尺肤之诊，即《灵枢·邪气脏腑病形》所言"脉急者，尺之肤亦急，脉缓者，尺之肤亦缓"。

总而言之，紧脉就应理解为脉体紧张、拘急，它是对脉体紧张度高低的一种描述。这与紧脉主寒正好相对应。热胀冷缩是一个自然的物理现象，寒为阴邪，寒性收引，受寒而脉体必然收缩，这是非常容易理解的。

到了《脉经》以后，"紧"的意义就缩小为"紧如切绳"、"转索无常"、"左右弹手"之紧了。当然，在张仲景的《伤寒论·辨脉法》里，也提到了"脉紧者，如转索无常"，但《金匮要略》中所说都是"脉紧如转索无常者，有宿食也"。可以看出，"如转索无常者"只是紧脉的一种情况而已。因为紧脉在《伤寒论》中是非常重要的，可以说它是外感伤寒表实证的纲领性脉象。"太阳病，或已发热，或未发热，必恶寒，体痛，呕逆，脉阴阳俱紧者，为伤寒。"很显然，这与《金匮要略》"脉紧如转索无常者，有宿食也"是有区别的。相同点是有"脉体紧张度高"这一点。

另外，如果单就脉左右弹手而言，在《内经》中也有过记载，那就是《素问·五脏生成》篇中所云"脉之至也，长而左右弹，有积气在心下支胠"，这似乎与后世之紧脉"左右弹手，如转索，如切绳"非常相似。寒之中人也，必先乘虚而入。人有八虚，故必先受之。寒入虚中，必阻阳气之运行。阳气受阻，必见左右攻冲，应之于脉，则如"切绳，左右弹手"。正如宿食阻于中，气不能升降，而必见左右攻冲，应之于脉亦如"转索也"。这其实也给我们一个很好的提示，那就是从脉中寻找"积气"在于何处，"郁结、宿食"在于何处，于此当深思之。

另外，"紧"只是体现了人体气机的收敛状态。人体的气机只要是收敛状态，脉皆可见紧，所以临床中必须在气一元论、气机升降出入理论的指导下，才能融会贯通。

缓 脉

一、脉象的诸家论述

《脉经》：去来小驶于迟，一息四至。

戴同父：如丝在经，不卷其轴，应指和缓，往来甚匀。

张太素：如初春杨柳舞风之象。

杨玄和：如微风轻飐柳梢。

滑伯仁：缓脉在卦为坤，在时为四季，在人为脾。阳寸阴尺，上下同等，浮大而软，无有偏胜者，平脉也。若非其时，即为有病。缓而和匀，不浮不沉，不疾不徐，不微不弱者，即为胃气。

杜光庭：欲知死期何以取，古贤推定五般土，阳土须知不遇阴，阴土遇阴当细数。详《玉函经》。

二、脉象评析

对缓脉的认识可以说有很多种，《脉经》云："去来小驶于迟，一息四至。"这是以脉搏的至数来确定何为缓脉。缓最早见于《内经》，所指却并非是至数。

《灵枢·邪气脏腑病形》中云："调其脉之缓急、大小、滑涩，而病变定矣。"可以看出，此处之"缓"是与"急"相对，又说："脉急者，尺之皮肤亦急，脉缓者，尺之皮肤亦缓。"又云："缓者多热，急者多寒。"综上所述，《内经》所言缓急是对脉体紧张度高低的一种描述，对应的病邪是寒热。对脉体柔和的描述，张太素云"如初春杨柳舞风之象"，杨玄和云"如微风轻飐柳梢"。

除此外，缓脉还是正常人的标志。戴同父云："如丝在经，不卷其轴，应指和缓，往来甚匀。"这显然已经不再是单指脉体和缓了。滑伯仁阐释说："阳寸阴尺，上下同等，浮大而软，无有偏盛者，平脉也。缓而和匀，不浮不沉，不疾不徐，不微不弱者，即有胃气也。"《三指禅》中就专以缓脉为尺以度不平之脉。总结古人的经验，若以缓为常人的脉象，则缓要具备以下特征：①脉率不快不慢，一息四至，如《脉经》言："去来小驶于迟，一息四至。"②来去甚匀，如戴同父言："如丝在经，不卷其轴，应指和缓，往来甚匀。"③脉体柔和，如杨柳枝。④脉形上下同等。⑤脉位不浮不沉。⑥脉力不大不小。至于缓脉主病，我们首先要遵《灵枢》"缓者多热"。热胀冷缩是一个常识，所以热盛使脉体弛缓，应是很容易理解的。《伤寒论》278条"伤寒脉浮而缓，手足自温者，系在太阴……以脾家实。"张景岳说"缓而滑大者多实热"。另外，风为阳邪，其性开泄，易袭阳位，所以太阳受风，正气受伤而随风气浮越于外，卫外而为固也，营阴不固而浸淫于外，脉体因而舒缓，即卫强营弱也。除此之外，湿气浸淫，脉亦缓，盖湿为阴邪，黏腻而濡，浸淫脉体，可令脉缓。此三者脉均缓，但所兼不同，湿邪脉体缓，但必见脉体边界不清。风邪脉缓，多兼其浮。风性开泄，故缓。风为阳邪，善行，故浮。热邪脉缓，必兼见来势盛。此等皆当细心区分。

总而言之，缓虽一字，其意多重，所言皆缓，也许并非一缓。这是我们学习继承古人经验应有的态度。

实　脉

一、脉象的诸家论述

《脉经》：大而长，微强，按之隐指，愊愊然。

《诊家正眼》：实脉有力，长大而坚，应指愊愊，三候皆然。

《三指禅》：实脉大而圆，依稀隐带弦，三焦由热郁，夜静语犹颠。

《濒湖脉学》：浮沉皆得大而长，应指无虚愊愊强，热蕴三焦成壮火，通肠发汗始安康。

二、脉象评析

对实脉的描述最早见于《内经》。《素问·刺热论》云"脉实血实"，这里很清楚地指出"实乃充实"之意。一直到《伤寒论》，仍沿用充实之意。《伤寒论》369条"伤寒，下利十余行，脉反实者死"，此脉症相反也。下利如此之甚，营阴必损，脉仍充实，不柔和，脉症相反，故难治。

当然"实"在《内经》中还有有力的意思，如《素问·玉机真脏论》云："脉实以坚，谓之益甚。"《伤寒论》中也包括有力的含义。《金匮要略·血痹虚劳病脉证并治》说："脉数虚者，为肺痿。脉数实者，为肺痈。"所谓"脉数虚"，即数而无力；所谓"脉数实"，即数而有力。

自从晋代王叔和《脉经》中对实脉做了规定以后，实脉就成了一种特定的脉象，"大而长，微强，按之隐指，愊愊然"。其中"大而长，微强"是形之盛也，形之实也。"按之隐指，愊愊然"则是指脉来咄咄逼人之势。当然，"隐指"无非是指强大有力。

我们前面讨论过，"有力"应该从哪几个方面体现，有利于我们在临床上灵活把握，因为典型的实脉毕竟是少数，临床实证却是多数，所以我们把脉搏有力当做实，无力当做虚，这也正如八纲辨证的虚实辨证相对应。典型实脉所指仅仅是实证的一种情况，只有这样，我们才能做到不以偏概全。

我们以典型的实脉为例，进行病机分析。实脉脉体长满三部，满三部则邪满三焦上下，浮沉皆见，邪气充斥内外。微强则主气不能尽泻，而为邪所阻。幅幅然则主邪气实之象。故李时珍说"热蕴三焦成壮火，通肠发汗始安康"。

虚 脉

一、脉象的诸家论述

《脉经》：虚脉，迟大而软，按之不足，隐指豁豁然空。

《四言脉诀》：形大力薄，其虚可知。

《濒湖脉学》：虚大无涯类谷空。

《三指禅》：虚脉大而松，迟软里少充。

《脉理求真》：虚则豁然，浮大而软，按之不振，如循鸡羽，久按根底，不乏不散。

杨仁斋：状似柳絮，散漫而迟。

滑氏：散大而软。

张景岳：凡洪大无神者，即阴虚也；细小无神者，即阳虚也。

二、脉象评析

《脉经》言"虚脉迟大而软，按之不足，隐指豁豁然空"，可以看出，王叔和认为虚脉脉体当大，并有豁然空虚之象，但在王叔和以前并未明确虚脉的特征。

《素问·示从容论》云："今夫脉浮大而虚者，是脾气外绝。"《素问·刺疟》云："虚证脉大虚。"《素问·五脏生成》云："虚脉之至也大而虚。"我们知道，《内经》时代没有纸，仍用竹简，可以说惜简如金，如果"虚"一定"大"，则《内经》绝不会反复大、虚并举。同样，张仲景在《金匮要略·血疗虚劳病脉证并治》中云："夫男子平人，脉大为劳，极虚亦为劳"，将"虚"与"大"对举并论。该篇又云"脉极虚芤迟"，迟乃虚之兼象，虚迟并举，则是多此一举。

明代的张景岳则明确表示，"虚"可见于大，也可见于细，他说："凡洪大无神者，即是阴虚也，细小无神者，即阳虚也。"

我们认为虚应该是指无力，但有力无力的标准也很难把握。有的学者认为，重取不绝于指即为有力，验之临床，并不是很全面。我们可以仔细体验一下，我们出拳的感觉，要想出拳有力，首先要把拳头握紧，出拳要有速度，出拳的距离可大可小。所以脉来迟，即是无力，当然《脉经》诸书所说同样属于无力而虚的脉象，但都是特殊状态。也就是说，脉体紧张度很小，血尚充实，脉体必然见大，但大不一定见空，所以这些都要用心体会方可。另外，人身高大则示人威猛，身形瘦小则示人柔弱，这就是形之盛衰也可辅助展示一个人的力量，脉亦如此。至于虚脉主病，由于象不同，所主病亦不同，李时珍总结的是虚的特殊，而不是一般。

滑　脉

一、脉象的诸家论述

《素问·玉机真脏论》：脉弱而滑，是有胃气。

《伤寒论》：问曰：翕奄沉，名曰滑，何谓也？沉为纯阴，翕为正阳，阴阳和合，故令脉滑。

《脉经》：滑脉，往来前却，流利辗转，替替然，与数相似。

《洄溪脉学》：滑脉应指替替然，往来之势流利圆活，如盘走珠，如荷叶盛露。

《濒湖脉学》：滑脉如珠替替然，往来流利却还前，莫将滑数为同类，数脉唯看至数间。

二、脉象评析

现在人们对滑脉的认识似乎已经取得了共识，那就是"往来流利"，并且在教科书中规定"滑脉主痰、宿食、蓄血、火"等。大家可以想一下，若有痰饮、宿食、蓄血阻滞人体气机，脉搏怎能往来流利，这是一个明显的矛盾。

其实，最早对滑脉进行定义的是王叔和的《脉经》。书中这样说："滑脉往来前却，流利辗转，替替然，与数相似。"而对滑脉规定"往来流利"的则是李时珍的《濒湖脉学》。李时珍说："滑脉如珠替替然，往来流利却还前。"渐渐的，"往来流利"就成了滑脉的定义。我们可以做一下比较，王叔和《脉经》所说的"往来前却"与"往来流利"是绝对不同的。王叔和描述的脉象"往来"的特征是"前却"，即进而又退之象。李时珍描述的应该是"往来"的特征是"流利"。《脉经》中描述的恰恰是如珠应指，替替然之象。从气血运动的角度讲，那就是如气裹雾，进而又退，原地辗转之势。这种特征才能主痰饮、宿食、蓄血等。

除此之外，在《内经》中也提到了滑脉。《素问·玉机真脏论》云"脉弱而滑，是有胃气也"，这里的滑绝不可等同于《脉经》中所指之滑。这里的滑是充实之象，加上弱的柔和之象，就是"胃气"的表现。《内经》中常说有胃气则生，无胃气则死，这里的滑可以具有"往来流利"的特征，但"往来流利"又绝非滑之主要特征。张仲景的《伤寒论·辨脉法》中这样解释道："翕奄沉，名曰滑，何谓也？沉为纯阴，翕为正阳，阴阳和合，故令脉滑，关尺自平。"这又说明滑应该体现的是"阴阳和合"之象。脉之至为翕为阳，当有力，阳中有阴，故不失其柔，脉之止也，为阴象地，故脉柔，然阴中有阳，故不失为有力。阳极生阴，阴极生阳，阴阳之转化流畅无阻，恰如一太极在手下。

除了滑为胃气之表现外，《素问·脉要精微论》云："切之涩者，阳气有余，滑者阴气有余。"李时珍解释说，滑为阴气有余，故脉来滑利如水。脉者，血之府也。血盛则脉滑，故肾脉宜之；气盛则脉涩，故肺脉宜之。所以，我们把滑脉当做脉中之"血"之体象。

涩　脉

一、脉象的诸家论述

《素问·脉要精微论》王冰注：涩者，往来不利而蹇涩也。

《脉经》：细而迟，往来难且散，或一止复来。

《脉诀汇辨》：迟细而短，三象俱足。

《脉诀刊误》：脉来蹇涩，细而迟，不能流利圆滑。

《濒湖脉学》：细迟短涩往来难，散止依稀应指间，如雨沾沙容易散，病蚕食叶慢而艰。

二、脉象评析

《脉经》中说涩脉是"细而迟，往来难且散，或一止复来"，也就是说涩脉要具备五个条件，即细、迟、往来难、散或者歇止。但是这些规定与《内经》就有了距离。《素问·调经论》记载"其脉盛大以涩"，《灵枢·胀论》曰"其脉大坚以涩者，胀也"。如涩必须是"细"，则如何与"盛大"相兼？《难经》五十难曰："伤寒之脉，阴阳俱盛而紧涩。"假如见细迟，又如何见"阴阳俱盛"之象？由此可见，《脉经》以前，涩之含义并非"细而迟"。

总而言之，涩无非是指脉之来去不够流畅而已，可以有多种表现形式。"细而迟"可以是涩，可以体现来去不畅，"短而散"也是涩，往来不利可见短而不圆滑，这里的短是指来去之短，脉见三五不调，或一止复来，亦是体现往来艰难。

血以载气，气以行血，气血相应如波澜之动，今血少而气有余，气虽动却无波澜之应，故见来去短散。

另外，涩与滑相对，滑即充实，故涩当是不充实。仲景在解释滑脉时说："翕奄沉，名曰滑，何谓也？沉为纯阴，翕为正阳，阴阳和合，故令脉滑，关尺自平。"既为阴阳和合，故脉来之至，为阳极，阳中有阴，当见圆滑充实，此是阴阳和合，转化流畅之象。

另外，《内经》提出了尺肤之诊，尺肤滑，脉亦滑，尺肤涩，脉亦涩，我们可通过尺肤之诊与脉滑涩相互校验。

总之，涩脉就是阳气有余，少血，多气，《内经》、《脉经》、《千金方》、《诊家枢要》、《脉诀》等都认同这种观点。李时珍由此作了主病的总结，也充分体现了这一点。当然，阳气有余是与精血、津液损伤相对而言。结合我们对滑脉的理解，可以明白地认识到，滑涩是对脉中之"血"的阴阳把握与认识。

芤 脉

一、脉象的诸家论述

《伤寒杂病论》：弦则为减，大则为芤。

《千金翼方》：按之无，举之来，两旁实而中央空，名曰芤。

《脉经》：浮大而软，按之中央空，两边实。

《诊家正眼》：芤乃草名，绝类慈葱，浮沉俱有，中候独空。

《脉诀》：两头有，中间无。

《脉理求真》：芤则如指着葱，浮取得上面之葱皮，却显弦大；中取减小空中；按之又著下面之葱皮而有根据。

戴同父：营行脉中，脉以血为形，芤脉中空，脱血之象也。

李东垣：芤音抠，诀云按之即无，举之即有，两边实，中央空者，名曰芤。

二、脉象评析

在《内经》中没有芤脉的记载，虽说频见于《伤寒论》，但并未进行定义，到了王叔和的《脉经》，则进行了明确的规范，他把芤脉描述为"浮大而软，按之中央空，两边实"。

就在有了规范的定义之后，也出现了争议。《脉理求真》中对此的理解是："芤则如指着葱，浮取得上面之葱皮，却是弦大，中取减小空中，按之又着下面之葱皮而有根据。"这是明确指出"两边实"是"上下"两边也。《脉诀》则解释成"两头有，中间无"。李时珍讥之曰："两头有，中间无，则脉断截矣"，误世不小。

当代医家李士懋在《脉学心悟》中说，脉之上边易于触知，脉之中间搏指已然无力，有中空之感，再按之至沉，只能是更加无力或无。何以沉取反能强实搏指，这是不可能的。再者，脉的下边贴近筋骨，按之较硬，根本不能在沉按较硬的感觉中，分出哪个是脉的底部，哪个是筋骨。试以葱管置于桌子上，轻按触知葱管上部，重按至桌，板硬之感上，难以分辨出葱管底部和桌面。两边应指脉的左右两边，边实中空是指中取时的感觉。

看了上边的这些论述，初学脉者肯定是不知所从了。我们反过来再研究一下，《伤寒论》中芤脉所指与《脉经》芤脉所指有何不同。《伤寒论》246条："脉浮而芤，浮为阳，芤为阴。"由此可见，若芤脉本浮，仲景何必再言其浮？《金匮要略》说："脉极虚芤迟，为清谷亡血失精，脉芤动微紧，男子失精，女子梦交。"其中的"微紧"与《脉经》"芤脉，浮大而软"中的"软"是不可兼得的。

《金匮要略·痉湿暍病脉证并治》"太阳中暍，发热恶寒，身重而疼痛，其脉弦细芤迟"中的"细"、"弦"，与《脉经》所言"浮大而软"亦是不可兼得。《温病条辨》中亦云"太阳温病，脉浮大而芤"，可见"浮大"并非芤脉的必备要素。由上可知，《脉经》所言"浮大而软"不必是芤脉的脉形，所以，芤脉只是"按之中央空，两边实"，就像葱管一样尖端很细，中端及根部较粗，但无论粗细，均是葱管，按之可见"中央空，两边实"，并且芤脉是"按之"而得。另外，从病理生理角度分析，即使是大出血的患者，只要正气尚存，就会发挥脉"壅遏营气"的作用，失血量过大，血管空虚，血管随之而收敛，加强"壅遏营气"的作用，故典型的如叔和所言"浮大而软"者亦是少数。

清代名医柯琴曾云："自有《脉经》以来，诸家继起，各以脉名取胜，泛而不切，漫无指归。夫在诊法取其约，于脉名取其繁，此仲景所云驰竞浮华，不固根本者是也。仲景立法，只在脉之体用上推求，不在脉之名目上分疏。"通过对多种脉象的讨论，我们应该认识到柯琴所言是一针见血。学习脉诊，脉法、诊法是根本，如不从根本着手，必然是无源之水，无根之木。

另外，对芤脉的主病，有一点很有争议，那就是《脉诀》首先提出芤主瘀血，曰"寸芤积血在胸中，关内逢芤肠里痛"。《诊家枢要》云"右寸芤，胸中积血"，《医学入门》谓"芤主瘀血不通"，《濒湖脉学》亦从此说，曰"寸芤积血在于胸"。关于芤主瘀血，很多医家不赞同，甚至直斥为"邪讹"。李士材就对李时珍从"伪诀"之言深感遗憾，曰："以李时珍之博洽明通，亦祖述其言为主病之歌，岂非千虑之一失乎。"这一点其实非常重要，在临床中常见脉体空虚之人舌质瘀暗。理解了这一点，对临床辨证用药非常有用。

革　脉

一、脉象的诸家论述

《素问·脉要精微论》：浑浑革至如涌泉。

《伤寒论·辨脉法》：脉弦而大，弦则为减，大则为芤，减则为寒，芤则为虚，虚寒相搏，此名为革。

《脉经》：革脉，有似沉伏，实大而长微弦。另有夹行小字说"《千金翼》以革为牢。"

《濒湖脉学》：革脉形如按鼓皮，芤弦相合脉寒虚，女人半产并崩漏，男子营虚或梦遗。

二、脉象评析

革脉最早见于《黄帝内经》。《素问·脉要精微论》云"浑浑革至如涌泉"，在这里其实只是一个形容词，"至"的状态是"革"。"革"的意思有三种，一是变革，二是兽皮，三是急急。在这里形容急急而至。到张仲景时期，就变成了如按

"鼓皮"的意义。《伤寒论·辨脉法》云："脉弦而大，弦则为减，大则为芤，减则为寒，芤则为虚，虚寒相搏，此名为革。"此处必须要澄清，仲景所言之芤更非"浮大而软"，若软则无法与"芤"相兼，但也有一些医家认为"革"就是变化、变革。这与脉象似乎没有关系。

王叔和在《脉经》中对脉象进行了规范以后，由于个人经验感受不同，也就出现了不同的意见。《千金翼方》以为革脉与牢脉相同。李时珍也提出了异议。他说："诸家脉书，皆以为牢，故或有革无牢，有牢无革，混淆不辨，不知革浮牢沉，革虚牢实，形证皆异也。"其实，这主要是对仲景所言之芤与叔和所言之芤的认识混淆。

我们一直认为，对脉象的描述主观性太强，缺少客观统一的标准，这是我们学习脉诊的最大障碍。所以阴阳互比才是客观认识脉象、描述脉象的重要方法。

至于革脉，我们趋向于《伤寒论》所言的"芤弦合革"。"芤"即是空，脉中缺少精血的感觉，弦即是脉管紧张度高。为何亡血、失精可见外急？精血不足，阳气外奔，搏击血脉，人体为了保障阳不外托，故而调动脉"壅遏营气"的作用。外受寒邪或阳虚生寒亦然。

洪　脉

一、脉象的诸家论述

《素问·玉机真脏论》：夏脉者，心也，南方火也，万物之所以盛长也，故其气来盛去衰，故曰钩。

《素问·平人气象论》：太阳脉至，洪大以长。

《脉经》：极大在指下。

《濒湖脉学》：脉来洪盛去还衰，满指滔滔应夏时，若在春秋冬月分，升阳散火莫狐疑。

《脉语·下学》：洪犹洪水之洪，脉来大而鼓也，若不鼓则脉形虽阔大，不足以言洪。若江河之大，若无波涛汹涌，不得谓之洪。

《沈氏尊生书》：浮而有力为洪。

二、脉象评析

《内经》中已经开始用"洪"来描述脉象。如《素问·平人气象论》曰："太阳脉至，洪大以长。"这里"洪"应该是对大的进一步描述，可理解为"极大"。到了王叔和的《脉经》，则把洪当做一个特定脉象，并规定"极大在指下"。后世有人开始把洪脉与钩脉和大脉相提并论，其实这是有区别的。洪和大在程度上有着明显的区别，钩则是在描述另外的对象。《素问·玉机真脏论》曰："夏脉者，心也，南方火也，万物之所以盛长也，故其气来盛去衰，故曰钩。"可见洪大是指脉体的粗细，钩是指脉之来去。

《脉经》基本遵循《内经》本义，但后人逐渐把钩的含义赋予了洪脉。李时珍《濒湖脉学》中总结为"脉来洪盛去还衰，满指滔滔应夏时"。《脉语》中亦明确指出："洪犹洪水之洪，脉来大而鼓也，若不鼓则脉形虽阔大不足以言洪。若江河之大，若无波涛汹涌，不谓之洪。"

除此之外，《沈氏尊生书》认为"浮而有力为洪"，《崔氏脉诀》认为洪脉"大而里健"，《洄溪脉学》认为洪脉"既大且数"。可以说各有各的主观感受。

我们认为，只要善于按脉象要素剖析，并法于阴阳，就能得到正确的结果。

其实，脉大是气出运动太过的体现，脉来盛也是运动过"盛"的体现，二者在气一元论的思想指导下得到了统一。

细　脉

一、脉象的诸家论述

《素问·三部九候论》：察九候，独大者病，独小者病。

《脉经》：细脉小，大于微，常有，但细耳。

《诊家正眼》：细直而软，累累萦萦，壮如丝线，较显于微。

《诊家枢要》：细，微渺也，指下寻之，往来微细如线。

《外科精义》：细脉之诊，按之则萦萦如蜘蛛之丝而欲绝，举之如无而似有，细而微。

《濒湖脉学》：细来累累细如丝，应指沉沉无绝期。

二、脉象评析

细脉是对脉体粗细的一种描述，在《黄帝内经》中已经开始运用。《素问·三部九候论》说："察九候，独大者病，独小者病。"所谓"小"脉，就是细脉。《黄帝内经》对细脉的记载很多，如"大则病进，细则气少"，"有脉俱沉细者，少阴血也……诸细而沉者，皆在阴"等。

王叔和对脉象进行了规范，他在《脉经》中云："细脉大于微，常有，但细耳"，从此称细，不再言小。也有医家认为，"状如细线"，"如蜘蛛丝"才是细脉。其实这已把细脉所指的范围缩小，只是细脉的典型，而非全部。除此以外，李时珍在总结脉象时又加入了"应指沉沉无绝期"，所以后世又认为细脉还要沉才行。

我们认为细就是指脉体"细"，并不指其他。细脉的形成是由于气血不能充盈鼓搏血脉，或邪气阻滞，脉体过度束敛而致，气机出入运动严重失衡，气机入大于出。

散 脉

一、脉象的诸家论述

《脉经》：散脉，大而散，散者气实血虚，有表无里。

《诊家正眼》：自有渐无之象，亦散乱不整之象也，当浮候之俨然大而成其为脉也，及中候之，顿觉无力而减其十之七八矣，至沉候之杳然不可得而见矣。

《脉理求真》：举之散漫，按之无有，或如吹毛，或如散叶，或如羹上肥。

《医述》：散有二义，一有渐无之象，一散乱不整之象。比如杨花散漫，或至数不齐，或多寡不一，为色殆之候。

《濒湖脉学》：散似杨花散漫飞，去来无定至难齐，产为生兆胎为堕，久病逢之不必医。

《周氏医学丛书》（周学海）：形体宽泛而两边不敛，浑浑不清耳。

二、脉象评析

用"散"来描述脉象，在《黄帝内经》中可见多处。如《素问·脉要精微论》中说："心脉搏而长，当病舌卷不能言，其软而散者，当消渴自已。肺脉搏坚而长，当病唾血，气软而散者，当病灌汗。"《素问·玉机真脏论》说："秋脉者肺也，西方金也，万物之所以收成也，故其气来，清虚以浮，来急去散。"《难经》也有类似的记载："心肺俱浮，何以别之？然浮大而散者，心也。浮而短涩者，肺也。"但是上面所说的散，决不能理解为《脉经》中所说的"气实血虚，有表无里"。正常的散脉只是表明气机浮散的趋势，绝不是浮散无根，绝不能超出阴阳平衡可以容许的波动范围。《脉经》所描述的散脉已发展到严重的阴阳不平衡的程度。"散脉大而散，气实血虚，有表无里"，也就是说脉体大，毫无收敛之势。《诊家正眼》解释得更加清楚："自有渐无之象，亦散乱不整之象也，当浮候之俨然大而为脉也，及中候之，顿觉无力而减其十之七八矣，至沉候，则杳然不可以见矣。"清代医家周学海对散脉的解释也很贴切，他说："形体宽泛而两边不敛，浑浑不清耳。"周氏是专指脉形之特征，脉体散漫，脉形过于宽泛，脉体与周围组织的界限模糊不清，而不能体察出圆敛的脉体。而《诊家正眼》则更是注重浮、中、沉三候之比较，是有表无实的最佳诠释。由于每个人的主观感受各异，所以又描述成"如吹毛"，如杨花散漫。这些描述令初学脉诊者如坠云里雾里。有些医家还对散的含义进行扩展，如《医述》云："散有二义，一有渐无之象，一有散乱不整之象，比如杨花散漫，或至数不齐，或多寡不一。"很明显，这又把"三五不调"当做是散脉的特征。

我们认为，散所描述的对象更主要体现在气的聚散过程。脉形变化，体现散而不收，脉之来去，体现散而不收，都可称为散。

牢 脉

一、脉象的诸家论述

李中梓：牢有两义，坚牢固实之意，又深居在内之意。

扁鹊：病若吐血而复鼽衄者，脉当得沉细，而反浮大牢者死。

《濒湖脉学》：弦长实大脉牢坚，牢位常居沉伏间。革脉芤弦自浮起，革虚牢实要详看。

二、脉象评析

牢脉，一般认为"兼弦长实大，四象合为一脉也，但于沉候取也"（《医宗必读》）。李时珍说："弦长实大脉牢坚，牢位常居沉伏间。"

从岐轩脉法的角度分析，牢应该是体现气机聚散过程中气血聚之极的一种表现。李中梓曾经对牢进行深刻辨析："牢有两义，坚牢固实之意，又深居在内之意"，首要体现坚牢固实，必须是脉体紧张度高，脉内困实，又有推之不移、按之不动之感，或深居在内，举之不起，此气聚成形之象。所以我们把牢、散当做是观察人体气机聚散过程失调的一种手段。

也有个别医家把"牢"即固定不移、不易变化的意思进一步引申为疾病发生变化时脉象是否相应变化，这确实是对疾病过程分析的一种思路，其实这种认识，古人早就用脉症是否相符的论述来判断其变化，而且很完善。

纵观诸医家对牢脉的描述，总觉并未尽牢脉之本意，其实认识牢脉的手感特征应该从"不移"、"不动"、"不散"上去感悟，这对顽症痼疾的把握很重要。

弦 脉

一、脉象的诸家论述

《素问·玉机真脏论》：春脉者，肝也，东方木也，万物之所以始生也，故其气来软弱，轻虚而滑，端直以长……真肝脉至，中外急，如循刀刃，责责然，如按琴瑟弦。

《素问·平人气象论》：平肝脉来，软弱招招，如揭长竿末梢，曰肝平。

《脉经》：弦脉，举之无有，按之如弓弦状。

《脉诀刊误》：状若筝弦，从中直过挺然指下，曰弦。

《濒湖脉学》：弦脉迢迢端直长，肝经木旺土应伤，怒气满胸常欲叫，翳蒙瞳子泪淋浪。

二、脉象评析

对弦脉的认识也有几种，《素问·平人气象论》曰："平肝脉来，软弱招招，如揭长竿末梢，曰肝平。"《素问·玉机真脏论》云："春脉者，肝也，东方木也，万物之所以始生也，故其气来软弱，清虚以浮，端直以长。"这两处经文描述的是平人脉象，按《内经》的认识，是"春胃微弦"，所以这不是典型的弦脉。《素问·玉机真脏论》又云："真肝脉至，中外急，如循刀刃，责责然，如按琴弦"，这是最为典型的弦脉。《脉经》对弦脉的定义就是专指的病脉。王叔和云："弦脉，举之无有，按之如弓弦状。"从叔和所云我们可以看出，弦脉是以举按手法得出的，是对来去振幅的一种把握和描述。

弦脉的出现主要与人体气机出入运动失调有关。举之不来，则气不出；按之如张弓弦，则气之入有阻力。气机出入搏结，从而使脉的振幅明显减小，主要原因是情志怫逆，气机逆乱，或气机之逆，或气机郁结，六淫及痰饮、瘀血、食积、癥瘕，诸痛诸寒及肝阳不足，肝阳上亢等。

微　脉

一、脉象的诸家论述

《伤寒论·辨脉法》：脉瞥瞥如羹上肥者，阳气微也，脉萦萦如蜘蛛丝者，阴气衰也。

《脉经》：极细而软，或欲绝，若有若无。

《诊家枢要》：微，不显也。依稀轻微，若有若无。

《脉诀》：微者阴也，指下寻之，征来极微，冉冉寻之，若有若无。

《诊宗三昧》：似有若无，欲绝非绝，而按之稍有模糊之状。

《医学入门》：微似蛛丝容易断。

《医经小学》：微来如有又如无。

《察病指南》：指下寻之，若有若无，极细而浮软，往来如秋风吹毛而无力。

《濒湖脉学》：气血微则脉微……微脉轻微瀲瀲乎，按之欲绝有如无，微为阳弱细阴弱，细比于微略较粗。

二、脉象评析

诸家论述对微脉的认识，基本是一致的。盖气血微令脉亦微，所以指下感触都是似有似无。当然也有不同认识，《脉经》云"微脉极细而软"，也就是说，只要符合极细而软的特征，那就是微脉。而李时珍则认为"微则浮微如欲绝，细来沉细近于微"，也就是脉位要在浮位，才能是微。

另外，《内经》中也多使用"微"来描述脉象，如《素问·平人气象论》中云："春胃微弦曰平……冬胃微石曰平……"此处是指"弦、石、钩、毛"的程度。

《伤寒论》中也多处使用了"微"，在第23条中云："太阳病……脉微缓者，为欲愈也"，此处的微与上面《内经》中的微相同。第286条："少阴病，脉微，不可发汗，亡阴故也。"这里的微应该符合细而无力的特征。

我们认为微脉的主要特征是脉形体极细小，即似有似无之意，体现气血的微细。如《濒湖脉学》所云"气血微则脉微"，我们要从脉之体用上推求才会思路清晰。

弱　脉

一、脉象的诸家论述

《素问·玉机真脏论》：脉弱以滑，是有胃气。

《脉经》：极软而沉细，按之欲绝指下。

《濒湖脉学》：弱来无力按之柔，柔细而沉不见浮，阳陷入阴精血弱，白头犹可少年愁。

二、脉象评析

《素问·玉机真脏论》云"脉弱以滑，是有胃气也"，这里的弱绝不可理解为《脉经》所讲的弱脉。前者是指柔和，后者是指"极软而沉细"。

弱脉的主要特征是极"软"，并见"沉细"。我们知道脉体的软硬体现人体的阴阳，极软则必见真阴亏损，阴损极必及阳，故李时珍云"弱脉阴虚阳气衰"。但也有医著如《诊宗三昧》就认为"弱为阳气衰微之候"。元阴已损，对阳气无吸收之能，故脉极软，此时阳必虚，居沉位，说明真阴尚存，还不至于到元气散绝的程度。

另外，理解弱脉我们还可以与前面的脉象联系起来，如与脉体紧张度相关的缓、紧、弦、濡等。只要用脉象剖析法阴阳的思路，就不会走入误区。

濡（软）脉

一、脉象的诸家论述

《素问·平人气象论》：平肝脉来，软弱招招。

《脉经》：极软而浮细。

《千金翼方》：按之无有，举之有余，或帛衣在水中，轻手与肌肉相得而软，名曰濡。

《诊家枢要》：濡，无力也，虚软无力，应指散细，如棉絮之浮水中，轻手乍来，重手即去。

《濒湖脉学》：濡形浮细按须轻，水面浮绵力不禁，病后产中犹有药，平人若见是无根。

二、脉象评析

濡脉必备的特点是极软，《脉经》中云"极软而浮细"，也就是说脉体紧张度达到了"极"软的程度，同时还要兼"浮细"。

诸医家在论述濡脉时也是仁者见者，智者见者。滑伯仁在《诊家枢要》中说："濡，无力也，虚软无力，应指散细，如棉絮之浮水中，轻手乍来，重手即去。"这主要从无力的角度描述濡脉，并没有明确重点。孙思邈在《千金翼方》中说："按之无有，举之有余，或帛衣在水中，轻手与肌肉相得而软，名曰濡。"这种描述则形象而贴切。李时珍在《濒湖脉学》中云："濡脉浮细按须轻，水面浮棉力不禁。"这种描述不如《脉经》中提法明确，重点突出。

也有医家认为微脉也是浮细无力，《脉经》中称"极细而软"，《活人书》亦云"极细而软"，《察病指南》曰"极细而浮软"。关于微脉的描述与濡脉相同，两脉可合并为一脉，其实并不相同，因为着重点不同，一者极细，一者极软。

脉体毫无紧张度，并处于浮位，可见真阴大损，何也？软为阳，浮为阳，此虚阳无阴之象。另外，湿邪浸淫，重伤阳气，脉见软细，故濡亦主湿。

第四章 病例分析

病例1 姚某，男，59岁，于2009年9月15日就诊。患者说听人介绍本中医门诊很好，要过来看一看。询问患者有何不适，患者欲言又止，只是说自觉无力，看看怎么回事，当下明白患者有意要考考大夫。诊其脉，左右寸口脉紧张度均高，左右相比，左较右柔和，寸尺相比较，左脉寸尺大小来去相当，无明显差异，右脉尺部较寸脉略大，来势较寸部盛。我说，根据脉象显示，你乏力严重时当觉心中空旷，腹部坠胀，如果病久，腹部当压痛。患者说病已三年，做腹诊压痛明显，压腹部时患者憋气严重。患者愕然，当即求余为其疏方。

【分析】 据脉象，左较右柔和，当知病在内、在腹（左主外、主背，右主内、主腹）。又右脉尺较寸大，可知腹部气机上升不足，气聚于下而不升，故无力。尺较寸大，寸为上，尺为下，上小下大，上下不平衡。尺部来势较寸部盛，可知小腹"气"入得不好。因何不能入？小腹内有瘀滞，故压痛。乏力严重时，气更趋于下焦，故心中空旷，腹部坠胀。

病例2 卢某，男，57岁，患者经人介绍2009年9月15日前来就诊。询之不语，只是伸出手来说你先看看。诊其脉轻取紧张度极高，按之有力，举之汹涌，左寸前下伏，右尺微伏而极硬。思之良久，不敢断语何症，只是告之，观脉象，肝胃之火极盛，病当在头部，脉紧当有寒气在经，腹部寒凝血瘀。患者说最重要的症状你还没看出来，近半年公司效益极差，压力很大，火盛是肯定的。失眠多年，四肢关节疼痛50年，其他都很好，自己坚持冬泳多年，自觉身体状态很好。我告之失眠与内有实火有直接关系，为其做腹诊，右上腹有手术刀口约一尺长，右天枢穴附近压痛明显。

【分析】据脉、症可知，双脉轻取紧张度极高，举按有力，乃外寒内热之象。外寒则四肢关节疼痛（外为阳，四肢与脏腑，四肢为阳），内热则不寐。此种病机当与冬泳多年有关。因失眠多年，故左脉寸前伏下。因右尺极硬，故当有外伤（右上腹有手术刀口）。因右尺微伏且极硬，为腹部寒凝血瘀之象，故右天枢穴附近压痛明显。

病例3　胡某，男，32岁，2009年9月3日路过门诊，见病人很多，故驻足就诊。其脉左右相比较，左脉脉位偏沉，紧张度较高，来势微急，右脉较左脉紧张度低，右尺部明显软而无力。综合分析告之，肝经有寒，脾肾阳虚，下焦湿邪过胜，大便次数当多，并黏腻不爽。患者确认说，多年来每天4~5次大便，便前腹痛，便后痛减，不成形。

【分析】据脉可知，因左较右沉，为肝木升发不利，且左较右紧张度高，来势微急（紧张度高、来势急皆受寒之象），当知肝经为寒邪所束而升发不利。又脉左较右紧，为木克土之象，故便前腹痛，便后痛减。右尺软而无力，软为有湿，软而无力当知热盛（热胀冷缩，热则脉体舒缓）。又右尺无力，为下焦元气虚衰。右尺对应小腹，小腹为大肠所居之部，故当便多；有湿热则黏腻不爽。

病例4 陈某，男，43 岁，经朋友介绍前来就诊。诊其左脉寸起尺伏，寸来势胜，尺软无力，右脉寸前伏下，寸关尺整体偏浮，紧张度高，脉体长，不粗，寸关之界微凹，中取、沉取来势胜而有力。综合分析后告之，内火极盛，腰部气血极微，脐部有瘀血，当压痛，咽部气机不利。患者表示认可，说内火确实大，现在口干目干，耳发胀，睡眠差，从前两天开始出现腰痛，咽部有堵塞感。

【分析】据脉可知，右脉整体偏浮，是与左脉比较，可知内有热；又轻取紧张度高，中取、沉取来势胜而有力，乃火郁之象。据此两点可知内火极盛，故口干、眠差。右脉寸关之间微凹，可知咽部气机不利，故咽部有堵塞感。左脉寸起尺伏，来势盛，尺软无力，为上盛下虚之象，故目干、耳发胀、腰痛（左主阳、主背）。

病例5 汤某，男，24 岁，2009 年 9 月 15 日就诊。其脉整体偏浮，来势胜，微数，脉体紧张度高，脉体长，不大，尺及尺下紧张度明显高，右尺中微凹。语之曰肝肾阴虚，腰及下肢关节有寒气羁留，脐下气血凝滞不通。患者回答，腰及膝部痛，酒后严重，阴囊潮湿，有前列腺炎，未觉小腹不适。做腹诊，关元穴区明显压痛。

【分析】据脉整体偏浮、来势盛、微数可知，人体气机向上、向外的多，而向下、向内的少。阳盛则阴虚（外为阳，内为阴），故肝肾阴虚；尺及尺下对应人体腰及下肢，紧张度高为寒象，寒凝血瘀，不通则痛，故腰及下肢膝部痛；右尺对应人体的小腹，"凹"为气血瘀滞之象，故脐下气血瘀滞不通，有前列腺炎，且关元穴压痛明显；酒后气机升散加剧，致阴更不足，所以症状加重。

病例6 景某，女，47岁，2009年9月9日随朋友就诊。其脉整体偏沉，脉体略敛，不粗，紧张度高，右脉较左脉沉，脉体亦略小，上下不能相引，搏指急，如沙之触指。观其人高而瘦，肤色黄，偏干燥，目下微青，无红润之色。告之肝郁有火，胃中寒。另外，最好检查一下肝脏，因气血凝滞之象明显。患者说，母亲患肝癌，现在腹水严重，在医院伺候母亲，着急上火，胃经常不适，遇寒则痛。最后患者要求用中药进行调理。一周后，患者自觉无明显改善。诊其脉，除肝火略减，余无变化。仔细诊之，确信寒凝无疑，病重药轻故尔。原方重用干姜、良姜、胡椒、肉桂。再诊时脉象调和，患者自觉良好。

【分析】脉体细敛、紧张度高，当知乃寒邪为患之缘故；又右脉较左脉沉，为木盛土衰之象，故胃中寒。脉体紧张度高，目下微青，皆肝郁之象；搏指急，为郁火。上下不能相引，为缺少生气；搏指觉如沙触指，亦为生气不足之象；右以主右，肝脏解剖位置在右，故为肝脏气血凝滞之象。

病例7 牛某，女，40岁，2009年9月16日随其姐姐就诊。其左右寸脉软大，微伏下，脉中欠充实，关尺脉浮，脉体紧张度高，略显细敛，来势盛，按之欠根。遂告之睡眠欠佳，肝肾虚，易腰膝酸软，脾虚木乘，肝胃不和，肝阴虚火盛，当见月经不调，量大。患者承认一直睡眠不好，遇事易紧张，晨起胃痛20~30分钟。上个月无痛人流一次，这个月月经已7天，仍未结束。遂为之疏方。

【分析】关尺脉浮，脉体紧张度高，细敛之象，来势盛，按之欠根，为外强中干之象。由按之欠根可知肝肾虚，故易腰膝酸软；又因肝肾虚，肝藏魂的功能差，故睡眠欠佳；来势盛，按之欠根，当知阴虚火旺，热迫血行，封藏失司，故月经不调，量大；脉体细敛，紧张度高，为木盛之象，木旺土衰，故晨起胃痛。又因睡眠欠佳，故髓海空虚，见左右寸脉软大，微伏下，脉中欠充实。

病例8　谷某，男，29岁，2009年9月16日由其母亲带来就诊。其右尺紧张度极高，脉体敛而不放，且脉内无冲和之感，左脉寸前伏下明显，尺脉伏下而软，来势无力。于是告诉患者，脐下小腹当胀痛，头易晕，颈椎已出现病变，且腰肌劳损（肾虚）。其妻子当即表示认同。患者说，多年来肠道不好，小腹胀痛，常头晕，腰痛无力，并恳请疏方治疗。

【分析】脉右尺紧张度极高，脉体敛而不放，乃小腹寒凝血瘀，故胀痛；脉无冲和之感，为元气不足之象，病必久。左脉寸前伏下，气血不能升于头部（寸前对应头部），故常头晕。左尺伏下，为腰部气机不能出；软而来势无力，为肾虚之象。综合分析，因虚而气机不能出，故腰痛无力。

病例9　金某，女，40岁，复诊。患者因事停药，近日病情反复，胸闷，失眠。查其脉，双寸浮大而浊，关尺无冲滑之感，偶然抬眼，看到从两颧内侧向眉尾有两条褐斑带，似火焰一般，由此而更信色脉相应确实不虚。

【分析】双寸浮大而浊，为邪火上壅，故胸闷；关尺无冲滑感，气之化生不足，与失眠有关；两条褐斑带自内向外，似火焰上冲，与脉上盛下虚相符，此色脉相应也。

病例10 苏某，16岁，男，2009年9月15日晚由其母带领就诊。主诉头晕恶心，汗出无力，已经西医输液治疗3天，未见好转。其左脉脉位偏浮，来势微盛，脉体紧张度略高，右脉整体沉，脉浊，尺到寸欠流通。因天色太晚，煎药不便，思之良久，告之服用无酒精型藿香正气液，一次2支，龙胆泻肝片一次4片，早晚各一次，并嘱其次日上午就诊。次日中午患者前来就诊，说上午已去上学，症状明显缓解。诊其右脉已起，并向上流通，紧张度微高，来势略急，左脉柔和，嘱其同时服用藿香正气液与双黄连口服液即可。

【分析】此患者右脉较左脉沉，且右脉浊，尺到寸欠流通。由此可知病在腹；湿邪阻滞，清阳不升，故头晕恶心；左脉脉位偏浮，来势微盛，脉体紧张度高，为外有寒邪束表，内有湿热上冲，故汗出；又因有湿，故汗出而邪不去。用藿香正气液化湿解表，龙胆泻肝片清泻湿热。二诊右脉已起，能向上流通，但紧张度微高，来势略急，可知湿邪基本已去，仍外寒内热，故用藿香正气液配双黄连口服液解表清内热。

病例11 景某，男，41岁，2009年9月8日就诊。近日自觉乏力，精神不佳，诊其脉，整体偏沉，来势不济，尤其以左脉最明显。因知其与朋友一起练习站桩，而且通过站桩，血压得到了很好的调整。如果正确锻炼，不至于见此种脉象，故询问练功情况，说并无异常，每次都能感觉到气从腰腹流通到脚，唯一区别在于过去气能循环上来，近日则不能。听到这里我已经明白其中原因了，便告之，涌泉穴已开，但不能闭，站桩时必然没有足趾抓地。景某当即承认，在练功时确实没有足趾抓地。几天后，又前来诊脉，脉体充实，来势有力而和缓，并自觉身体较前好转，无不适症状。

【分析】此患者之脉整体偏沉，欠来势，为气不能升。清阳不升，故乏力，没精神。站桩的动作会导致气机向下，如果五个脚趾不抓地，气到下部则无收敛之势，向下而散，不能升，故脉沉；五趾抓地，微用力，气自然会升上来。气机正常后，脉象、精神自然会好转。

病例12 杜某，女，43岁，2009年9月17日就诊。主诉饮食到胃不能下行，气上冲，大便不畅。一般学习中医者以为六腑以通降为顺，当以顺气导气为要。其实不然，今诊其脉双寸均伏下，微弦，告之曰：你主要是上焦闭塞，正气上而欲开之，胃气亦不得降，故觉食不下，气上冲。并告之如果针灸，效果会很快，患者同意针灸。取穴尺泽、孔最、合谷、中脘，泻合谷，补余穴（迎随法）。10分钟后双寸脉已明显流通，患者自觉舒服很多，无不适。

【分析】双寸伏下，微弦，为上焦闭塞之象。人体正气有祛邪的功能，哪里有邪气，哪里就会有反抗。饮食入胃以后，会导致气机下行明显，与正气运动方向相反，故气上冲，大便不畅。今按迎随法针尺泽、孔最、合谷、中脘，合谷用泻法，余穴用补法，会加强气机上升的力量，可疏通上焦，使上焦得通，清阳能升，浊阴自降。气机条达，病自愈也。

病例13 王某，女，43岁，2009年9月12日就诊。近日在睡眠欲醒未醒时常觉有人从屋外走进，压在身上，欲动而不能，欲喊亦不能。盖人之寐也，必瞑双目，此肝之升也。诊其左侧脉体紧张度高，寸关伏下，脉体不大，敛势明显，故用鹿角通其督，升其肝。9月17日患者复诊，左脉不紧，向上流通无阻，来势流畅，右关脉较余脉紧张度极高，告之曰：近日梦魇当无，胃脘可有胀塞不通之感。患者说近日确无梦魇，但昨晚吃懒柿子一个，就开始胃难受。

【分析】左脉寸关伏下，且脉体紧张度高、敛势明显，为人体气机升散不足。在欲醒未醒时觉有人自屋外走进，压在身上，故脉体紧张度高；此时欲动不能，欲喊不能，是因气机不能正常升散。鹿角可升阳通督，使气机正常升散，故症状消失。又右关对应人体胃部，此部紧张度高，当知胃部胀塞不通。

病例14　苑某，男，55 岁，于 2009 年 9 月 9 日就诊。其脉左寸前伏下、涩而不通，关部鼓起，尺部软、无力，来势不足，脉位沉，右脉脉体大，紧张度偏高，脉体空虚，来势盛，根底则不足。遂告之有颈椎病，患者答无；肾虚腰膝酸软，患者答无；脾阴不足，心下空，心慌，患者答无。患者说以前在动脉里做了三个支架，现在没有任何不适，就是总想睡觉。

【分析】左寸前伏下、涩而不通，寸前对应头部及颈椎，可知头颈部气血不畅，故应有颈椎病；又因气血不能上，所以关部鼓起，也可能因动脉支架而关部鼓起；左尺软而无力，来势不足，左尺对应腰部，腰为肾之府，故当肾虚腰膝酸软。右脉脉体大，紧张度偏高，脉体空虚，来势盛，根底则不足，右脉主腹，故知腹部气趋于外而内不足，为脾阴虚。因内部空虚，所以思睡。

病例 15 王某，女，39 岁，于 2009 年 9 月 17 日下午就诊。由于刚骑车过来，心跳太快，故先坐下等候。等候期间观其气色，额头色白，颧部微微泛红，目下青，鼻梁褐斑，下颌有浅浅的青气。问之是否睡眠不好，患者称是；是否月经不调、腹痛，患者称以前很好，近两个月才这样；平时是否有头部紧束感，患者说倒不是紧束感，主要是气上冲，头胀得厉害。随后诊其脉，左关部凹，尺下滑，寸前伏下微紧，右脉寸部浮滑，尺关伏下，重取滑，轻取弦。又问患者是否常觉背下胀痛不适，患者称是；胃寒不敢吃凉食，患者称是。肝开窍于目，一般认为目下以候肾为主，房劳过度，睡眠欠佳者目下恒多青色。

【分析】左脉寸前伏下微紧，主头部被寒邪所束，故额头色白，气上冲则头胀；左关凹，左关对应背部偏下，故知背下胀痛不适。下颌有青气，右关尺伏下，且轻取弦，均为下焦小腹气血瘀滞之象，重取滑，可知内有湿邪，故胃寒不敢吃凉食，且腹痛，月经不调。

病例 16 王某，女，30 岁，2009 年 9 月 17 就诊。其左脉关尺浮起，来势盛，欠根底，脉体紧张度略高，寸脉伏下，流通甚差，右关脉凹，紧张度较他处略高。告之曰，颈部气血向头部流通较差，应该有颈椎病，另外胃中有寒。患者说确有颈椎病，并且经常耳鸣，近日胃痛，畏凉食。

【分析】左寸对应头颈，左寸伏下欠流通，可知头颈部气机流通不利，故言其有颈椎病；又左关尺浮起，来势盛，欠根底，可知肝肾阴虚，下部不足，也可致向上流通不利，也是颈椎病的病因。右关对应胃部，右关微凹，且紧张度高，可知寒邪入胃，胃气被寒邪所闭，不能出，故胃痛、畏凉食。

病例 17 朱某，女，41 岁，2009 年 9 月 21 日就诊。其脉轻取即得圆滑之象，中取即空，无力，略数，左寸轻取涩，整体略大。告之颈背部气血向上流通不畅，脾气虚浮，不能运化水湿，水湿下行，白带会多。患者答，颈背确实不适，另外月经虽然已完，但总有白带夹血。

【分析】左寸涩为头颈气血不畅。轻取既得圆滑之象，为脾气虚浮的表现。圆滑之象应中取而得，今轻取既得，且中取空而无力，故曰脾气虚浮，不能运化水湿。水湿不运必下行，而见白带多；脾虚统血失司，故白带夹血不断。

病例 18 李某，男，2009 年 9 月 27 日就诊。其左脉浮大而不收，腰部酸乏。为其讲养生保肾之法，患者满脸疑惑，故当场为其导引，令其仰卧，腰下垫一软枕。10 分钟后诊其脉，脉象已见收敛，令患者站起，自觉已舒服很多。虽然如此，患者仍然要求开中药调治。

【分析】左脉浮大而不收，腰酸，腰下垫一软枕，脉象已见收敛，概因腰下垫枕，起到敛气内收之功。

病例 19 赵某，男，47 岁，2009 年 9 月 21 日就诊。其左脉轻取微弦，按之脉体空，寸脉下伏明显，脉体显大，右脉轻取偏浮而弦，寸至关明显流通不好。左右比较，以左寸下伏最为明显，即告之从背部到头部的膀胱经脉郁阻，欠通畅。患者说的确经常头痛，但核磁检查不出任何问题。

【分析】此例患者虽双寸皆伏，然左较右明显，故以左为主；因轻取微弦，所以从背部到头部的膀胱经脉郁阻，欠通畅。

病例 20 杨某，女，31 岁，2009 年 9 月 15 日就诊。患者近日头晕，身热，耳鸣三年余。自小后背沉而不适，近日加重。望其舌，质红苔黄。诊其脉，左关前似珠动不居，寸前伏下，右脉大微弦，来势有力。问之是否胆小害怕，患者说，前日厨房不小心着火，当时很紧张，近日总做梦，梦见背后有两条蛇，所以心情很不好。以镇肝通督泻火为法治之。再诊病近痊愈。

【分析】左关前似珠动不居，是受惊吓之象；左寸伏下，为背部气血不能上行；右脉大微弦，来势有力，为内有火象。故镇肝以平惊乱之气，通督以使背部气血上行，泻火以使内安宁。

病例 21 王某，女，42 岁，2009 年 9 月 22 日晚就诊。患者有气无力，趴在诊桌上，头不能抬，眼神明亮。诊其脉紧张度高，脉体偏大，脉位偏沉，来势不足，舌苔白而燥。问其头晕是天旋地转之感，还是头沉重、不清楚，回答说只是头沉，发木。此乃脉症相符，其病可治。

【分析】患者眼神明亮，当知正气不虚；脉体紧张度高、脉位沉、来势不足、苔白而燥，为外有寒邪，气闭于内，且有化燥之象，故头沉，发木，不清醒，有气无力。

病例 22 王某，女，43 岁，2009 年 9 月 20 日就诊。自觉心烦，有几次心跳加速后目不能睁、口不能语、身不能动，也即木僵状态。要有人为其向上推后背，方能缓解。诊其脉来势滑数，欠根，寸前下伏明显。以其气机不升，重用鹿角升之。次诊木僵未发作，右脉升发不利，重加葛根治之。

【分析】脉来滑数欠根，为气欲上冲而力量不足；寸前下伏，为气机不升。气欲升而不能，故心烦，心跳加速；后终因根底不足而不能升起，故目不能睁、口不能语、身不能动。用鹿角升阳通督以升左脉，用葛根升右脉，重用此二药，以达到升举阳气的目的。

病例23 王某，女，56岁，2009年9月23日就诊。观其面，中下停丰厚宽大，上停窄小，面色微红而浮。诊其脉，右寸关浮弦滑，寸前下伏明显；左脉反关，寸部涩。舌苔黄厚而腻。很明显，中焦痰火侵入上焦，上焦气机不畅。患者头沉不清，善欠伸，易感冒，失眠，醒后身痛，腿肿。形、色、脉之相应，诚可信也。

【分析】观其面，中下停丰厚宽大，上停窄小，面部三停比较，上小下大，此种面象气机当上升不足；右脉寸前伏下明显、左寸涩，皆为气机不升，故头沉不清，善欠伸，易感冒。又面色微红而浮，为火上侵；右脉寸关浮弦滑，舌苔黄厚而腻，为中焦痰火侵入上焦，故失眠。

病例24 付某，女，27岁，2009年3月就诊。患者主诉腰痛，肩背痛，关节痛，足趾麻木。经查，排除风湿、类风湿疾病。X光片正常。观其面，圆实而紧，色偏干红。诊其脉弦滑有力，以痰郁血瘀而治之月余。除足趾麻木减轻外，余症无明显改善。脉变柔和，气色干红减，后停止治疗。于2009年9

月 23 日再次就诊。诊其左脉脉体明显空虚，便告知，现在肝血极亏。患者表示这个月月经只有一天，以前从未有过，并且颈肩腰背痛得更加明显。遂以养血柔筋之方治之。

【分析】面圆实紧、脉弦滑有力，皆为痰郁血瘀之象；色偏干红，为阴血不足之象。一诊月余，足趾麻木减轻，脉变柔和，气色干红减，为气血已通，然阴血尚不足。因患者耐心有限，而致半年后肝血极亏，血不养筋而致疼痛加重。

病例 25 解某，女，41 岁，2009 年 9 月 24 日由其夫陪同就诊。诊其右寸关脉起，来势有力而盛，尺部弦敛，欠冲和之势。左尺部伏下而弦，寸部亦伏下，向上欠流通，脉体有空虚之感。观其色偏白暗，无光泽，身形长，面微窄，下停微敛。遂问之，除腹胀之外有无腰痛、腿痛。患者表示确实腰痛得厉害，小腿肚胀痛不适。问她后背有无僵痛，梦多。患者承认后背有巴掌大一块经常紧痛不适，梦多眠差。又问患者是否经常上火，容易咽痛、牙痛、口鼻干。患者说确实如此，并请求疏方治疗。

【分析】右脉寸关起、来势有力而盛，为上焦火象明显；又身形长、面微窄，为木象，气易升浮而下不足，故常上火，容易咽痛、牙痛、口鼻干。右尺弦敛，为腹部气机凝滞；又面部下停微敛，为下焦气机易敛不易开。观此两条，故知腹胀。左尺伏下而弦，为腰部气血凝滞，故腰痛、小腿肚胀痛。左寸伏下而欠向上流通，为背部气机上行不利，故背部有巴掌大一块紧痛。脉体空虚、面白无泽，为内部阴液亏虚，故梦多眠差。

病例26 卢某，男，36岁，2009年9月20日就诊。患抑郁症一年，通过西药抗抑郁治疗，病情得到控制，经人介绍前来，希望能进一步提高疗效。诊其脉，关部积鼓空，整体来势偏胜。观其面上停较长，中停略显不足，下停饱满。患者最近仍心悸，胃不适，精力欠佳。有其形必有其气，形气之应亦是不变之理。

【分析】关部积鼓空，整体来势偏盛，为中焦气机出得多。见阳知阴，气机向外运动多，里必不足，故心悸、胃不适。因里虚，所以精力欠佳。中焦里虚，故中停略显不足。

病例27 刘某，46岁，男，2009年9月26日晚就诊。其左脉整体偏沉，欠来势，无向上贯通之势；右脉关部浮弦，来势急，微数，关到寸弦而无贯通之势。很明显，内有急火而肝郁不伸，外症当似感冒，而心中不稳。患者称下午有急事没处理好，晚饭后就觉得感冒似的，故来就诊。

【分析】此例左右脉比较，左脉偏沉，欠来势，左为阳，右为阴，左主外，右主内，左右比较，为气机闭于内而不能出。又右关浮弦，来势急，微数，为火象。右脉由关到寸无贯通之势，亦为气机不能升。气机不升，火气郁于中，故心中不稳。双脉皆不能升，且欠来势，为气机不能出表，故外症似感冒。

病例28 彭某，女，30岁，2009年9月27日上午就诊。其左脉尺部伏下，中取即无力，右寸浮滑，关尺沉下。患者自述腰痛腿（左）痛，脐左侧痛，大便四五天一行。考其脉症，基本相符，即疏方治疗。

【分析】据脉症分析，左尺伏下（左脉为阳，对应人体的背部，尺位对应背的下部），应为腰腿部位的气机郁阻不开，故患者自述左侧腰腿痛。又左尺中取无力，由此可知左侧腰腿痛的原因为腰部阳气不足。右脉关尺沉下，为腹部气机不通之象，故见脐左侧痛，且大便四五日一行。

病例 29　王某，男，58 岁，2009 年 9 月 27 日上午就诊。诊其脉，双关尺沉，尺部弦长，过于尺位。问其大便一日几次，能否成形，回答一日两次以上，不能成形。现在腹部胀痛否，回答痛不明显，但觉很胀。问其双腿有无沉胀无力，回答双膝关节胀，不灵活。仔细诊其左脉，关尺间有凹象。问其过去是否腰部受伤，回答曾经出过两次车祸，腰部曾经受伤。

【分析】据脉症分析，双尺部弦长，过于本位，为气机向下降得太过。弦为气机郁阻之象，故表现于腹部，见大便次数多，且不成形；于左脉（主躯干四肢）则为双膝关节胀，不灵活。此例患者为阴寒客于下部，故见以上症状。

病例 30　瞿某，男，46 岁，2009 年 9 月 27 日上午就诊。患者心悸乏力，气短，有糖尿病。其脉整体紧张度高，尤以关部最为明显。关部来势急，欠根。舌苔黄腻而燥，脉数。患者称有人为其开药三剂，加人参大补，服后当即吐出。告之寒湿热均盛，不可盲目进补，故为之开清热利湿散寒之剂。

【分析】脉整体紧张度高为有寒，所以服用人参大补即吐。关部来势急为热，欠根为阴不足，虽为脾阴不足，然舌苔黄腻而燥，结合脉象，当知湿热盛。此时应以祛邪为主，故用清热利湿散寒之剂治之。

病例31 林某，男，55 岁，2009 年 9 月 28 日上午就诊。诊其脉，左关前滑实如小珠，关后及尺沉弱，右脉整体沉，中取即空，脉体紧张度高，显芤象。问之有无胃脘不适，患者说无。最近只是头晕，伴恶心，天旋地转，很是痛苦。闻此有些不解，似脉症不符。在重新仔细诊脉时患者补充说，在发作时只要吃大量的糖就能缓解，闻此恍然大悟，此脾虚肝木亢而生风也，于是当即为其疏方。

【分析】症见头晕、恶心、天旋地转，为风象，然风象在吃大量的糖以后缓解，甘味入脾，可补中气以缓解风象，由此可知为脾虚生风。结合脉象，右脉整体沉，中取即空，脉体紧张度高，显芤象，为脾虚木乘之象；左关前滑实如小珠，关后及尺沉弱，上盛下虚，即为风象。左右脉综合分析，再结合症状，即知此为脾虚肝木亢而生风也。

病例32 赵某，2009 年 9 月 27 日初诊。自述已头痛 2 年。诊其脉左寸沉弦涩，并未多问，即以肝脉瘀滞治之。二诊自述效果很好，并未细心思考而守方治疗。越半月患者复诊，说上次之药并无作用，闻此后细心诊其脉，左脉整体见弦象，尺脉中取即见空大，恍然大悟，此必是肾虚头痛，久病入络，本虚标实。细问病史，知道前四年其母患肺癌，在医院陪床，终日不得眠有两个月余，此非肝肾虚而为何？为之针灸 10 次而病愈强半。稍不细心即会误诊误治，为医当一日数省方可。

【分析】左脉整体见弦象，尺脉中取即见空大，左尺对应肾，空大则为肾虚，肾经不能上达头部，故导致肾虚头痛。久病入络，本虚标实，乃终日熬夜不得眠所致。

病例33 刘某，女，40岁，2009年7月15日就诊。患者多年来腰腿疼痛反复发作，经常卧床不起。诊其脉整体偏弱，左尺微伏下，右寸极弱。以常理，此脉象腰痛当不至于如此利害。思之，以先天之卦配之，右寸沉部为坎之先天，坎为肾水，肾之先天不足，故腰痛难愈。最后多年之疾以大量黄芪补之而愈。

【分析】此例患者以腰腿痛反复发作，且经常痛到卧床不起，可见病情严重。然按常理，腰腿痛应见左尺滞涩不通，但只是微伏下，此等脉象不至于痛到卧床不起。然右寸极弱，为肺气虚的表现，据"脉应先天八卦"可知，右寸沉部为坎之先天，坎为肾水，肾之先天不足，故腰痛难愈。

病例34 赵某，男，36岁，2009年9月28日上午就诊。患者自述多年来鼻塞不通，遇热则舒，见凉即重，长期头痛，劳动后背部痛，双足干裂。测血压，150/105mmHg。舌苔厚腻。诊其脉，双关前极其弦紧，举之来势极盛，双寸伏下，双尺亦伏下。脉症相参而知，寒凝于外，热闭于中。予穴位埋线治疗，并配合中药口服。

【分析】据脉象，双关前极其弦紧，举之来势极盛，双寸伏下，可知上焦有寒邪凝滞，故见鼻塞不通；因是寒邪，故遇热则舒，见凉即重；寒凝头部，则长期头痛；寒邪长期滞于上焦，人体正气有祛邪抗邪的特性，故脉举之来势极盛；正邪交争，则血压升高。仔细思考寒凝的又一原因，亦表明正气还是不足，劳动后耗伤正气，正虚邪实，则见背部痛。尺部伏下，为长期抗邪，下焦空虚，见双足干裂。综合分析，脉症相参，知寒凝于外、热闭于中为其根本病机。

病例35　翟某，男，30岁，2009年9月29日晚随其妻就诊。诊其脉，右尺微弦，双尺下脉体边界模糊不清，触之有黏滞之感，于是告诉患者，下腹寒热凝滞，双腿部寒湿较重。患者承认小便常黄，大便次数多。不易成形，双腿遇阴天沉胀不适，自述当海员多年，可能与此有关。

【分析】右尺微弦，为腹部有寒，脉体边界不清为热，由此可知下腹寒热凝滞，故见小便黄，大便次数多，不易成形；双尺下对应人体的双腿，脉边界不清，为卫气不足，易受气候影响；触之黏滞之感，为内有湿邪。综上所述，双腿遇阴天沉胀不适，应与常年在海上感受寒湿之邪有关。

病例36　王某，男，56岁，2009年9月30日就诊。患胃病多年，诊其右脉举之三分之二即见弦硬，按之有力，来势盛。问之胃中有无烧灼之感，患者称是，告之此胃中寒热，处以泻心汤加减。三日后复诊，弦硬大减，来势柔和，自言胃中烧灼已无。

【分析】右脉举之三分之二见弦硬，为胃中有寒，按之有力，来势盛，为内有郁火，故胃中烧灼。此为寒热错杂，泻心汤主之，用之显效。

病例37　师某，男，60岁，患心功能不全，曾多次调理。2009年10月5日就诊。诊其脉右寸浮大，关尺沉弱，左脉寸尺皆伏下，关浮大。患者近几日睡眠不好，昨晚不能吸气，烦躁难以入眠，服用硝酸甘油微有缓解，最后服用安定才入睡。此脉症相应，处真武汤合封髓丹加减治之。

【分析】右脉寸浮尺弱，为上盛下虚，虚阳外越，所以吸气困难，以真武汤回阳救逆；左关浮大，相火妄动，故见睡眠不好，封髓丹主之。

病例38 王某，女，27岁，2009年10月5日就诊。观其面，额头较宽大，中下停比较窄，面色偏白，额头有密集的小粉刺，口周围有较大粉刺。诊其脉均长，可知气升较过也；其脉体紧张度极高，脉体偏细，左尺微有下行不畅感。告之阴寒之体，寒气偏盛。患者自述在月经初潮之时曾到河里趟水玩，自此痛经不断，遇暖则舒。有时坐车、骑车都会有头晕恶心之感，胃常不适，受凉则加重。冬季四肢冰凉，不敢坐凉处，经期乳房胀痛。

【分析】观其面相，上宽下窄，为上盛下虚之象；脉长又为气升较过也，故乘车时头晕恶心，气升更过之故。因脉气下行不畅，火向上炎，故见面部及口周均有粉刺。然脉体紧张度极高，且面色偏白，均为寒象。自述在月经初潮之时到河里趟水玩，下焦之寒与此有关。日久寒气自下而上，影响中焦，故痛经不断，胃常不适，受凉则加重；冬季四肢冰凉，不敢坐凉处，经期乳房胀痛，均为寒郁之象。

病例39 赵某，女，32岁，2009年10月5日以双颧色青就诊。观其颧下，犹如刚刚被打过一样，其部位与小肠经颧髎穴相当。面部色斑较多，年寿暗，以此推测其脉，关前当有郁结。诊其左脉关前伏下，向上流通不畅，尺部微大而滑；右脉轻取唯关前有脉，涩，中重取之方有，弦而欠起势。患者经期左少腹痛，有血块，平时易上火，牙龈肿痛。

【分析】左脉关前伏下，向上流通不畅，为气机向上不畅，故见双颧发青，面部色斑。又左右脉比较，右脉较弱，且尺部更甚，故经期腹痛，有血块；因气机上行不畅，故易上火，牙龈肿痛。

病例40　王某，女，35 岁，以左牙痛数天就诊。自述服用止痛药后胃不适，故求治中医。一般牙痛多因胃火或肾虚，但诊其脉，整体弦涩，双寸伏下、欠流通，必是受寒而引起。为之取合谷、中渚穴，刺向远心端，颊车逆经刺。5 分钟后寸脉流通，患者述牙痛止。

【分析】双寸脉伏下、欠流通，为气机上行受阻，亦是牙痛的主要病机，故取合谷、中渚穴，刺向远心端，颊车逆经刺，以向上流通气血。5 分钟后寸脉流通，通则不痛，故牙痛止。

病例41　靳某妻，2003 年夏牙痛难忍，服用多种药物而未获良效，求余诊治。诊其脉沉而甚。其夫在家已为其针灸多次，但无效，必是按胃火、肾火治之，故另辟蹊径，以气郁治之。补双内关而脉起，牙痛遂止。

【分析】脉沉牙痛，为气郁不通，气机升发不利，故补双内关而获效。

病例42　刘某，男，20 岁，2009 年 10 月 5 日就诊。其父言其曾脱发严重，经过中药治疗已基本恢复，要求再为其诊脉，看是否需要进一步调理。诊其脉长而弦，关部滑数，遂告之现在郁火甚重，当解郁散火，以防病变。患者问何以至此，告之其因有二：偶冲凉水，毛孔遂闭，或郁闷之事久而未解。

患者连连称是，其父亦呵呵而笑。患者前些日子去安徽写生，因条件艰苦，只能用凉水冲澡。同班同学第二天即病半数，随后大部分出现身体不适，同学私下有传言，故而人心惶惶，忐忑不安。

【分析】脉见弦长，关部滑数，为内有郁火。天气炎热为火，以凉水冲之，热为寒闭，为郁火之主要原因；又因大部分人出现身体不适，同学私下有传言，人心惶惶，忐忑不安，此是情志抑郁，为导致郁火的次要原因。

病例43 李某，女，50 岁，2009 年 10 月 5 日就诊。诊其脉，左寸较他处硬度明显高，寸前下伏，尺脉空大微滑，右脉寸关浮弦，脉体小敛，关下弦而芤。患者症见背痛不适，双下肢肿，胃胀，食不能下。此脉症相符，遂用药治之。

【分析】据阴阳互比之法，左寸弦硬与背痛不适相合；尺脉空大微滑，为下焦气机欠收敛，故见双下肢肿；右脉对应腹部，寸关浮弦，且脉体小敛，为中上焦气机闭塞，故胃胀；关下弦芤为瘀血之象，下焦有郁，故食不能下。

病例44 郭某，男，25 岁，2009 年 10 月 5 日就诊。自述最近脱发严重，因其刚落座，气息未平，并未诊脉，先与其交谈，并观察之。因其人目小而眉重，故若有所悟。诊其脉，极弦而长，尤以右脉最为明显。随后告诉患者，其脱发主要是因为精神高度紧张所致，需要调整心态，配合疏肝解郁中药进行调理。患者自述生意不好，压力太大。

【分析】目属肝，目小眉重，乃肝郁之象，脉又极弦而长，亦为肝郁之象。生意不好，压力大亦可致脉弦，故嘱其调整心态，再配合疏肝解郁之药。

病例45　李某，男，40岁，2009年10月20日就诊。自述剑突下有紧缩之感，无胀痛，无碍饮食。诊其脉，右关举至中位而弦，整体沉重而浊。凝神思之，唯有饮食可致此。当此柿子成熟时，多食必致此，故问之前几日是否多食柿子。患者谓确实如此。

【分析】右关脉举至中位而弦，整体沉重而浊，中位为脾脉，右以候右，正处在剑突之下，沉重则有下降之势，饮食所致也。

病例46　于某，男，23岁，2009年10月6日以盗汗求诊。自述每逢天气变凉以后夜睡即汗出，身体越来越差，最近连续感冒三次。观其面色微黄白，精神疲乏。其脉右寸浮而微滑，关尺弦紧，较寸沉，左脉细软长，寸伏下，欠向上流通。舌苔根部偏腻，按一般认识，盗汗为阴虚，然观其脉症，并非一般意义上的阴虚症状。肺气不能肃降，不能归入丹田，命门火力不足，肾精肝血化源不足，故有上症。

【分析】右寸浮而微滑，肺气宣发太过，故汗出；关尺弦紧，较寸沉，为肺气不能肃降，不得归入丹田，命门火力不足，遇凉下焦更寒，肺气更加不能肃降，故汗出甚；命门火力不足，则肝肾精血化源不足，所以左脉细软而长，向上流通不利。

病例47　王某，女，47岁，2009年10月6日就诊。患者经人介绍来治胃病。诊其整体脉大，右关微伏而弦，尺下大而滑，舒缓不收，左尺微伏而弦。问其右腿肿胀否，患者曰无，仔细诊之，仍觉右腿当有恙，触之果然浮肿。患者左膝关节痛，月经量大，畏凉食，胃胀胃痛。

【分析】观脉察气，而知病症。整体脉大，为气机欠敛，故月经量大；右关微伏而弦，为中焦有寒，故畏凉食，胃胀胃痛；右尺下大而滑，舒缓不收，尺下应腿，故见右腿浮肿；左尺微伏而弦，为此部有寒凝血瘀之象，故见左膝关节痛。

病例48　王某，女，36 岁，2009 年 10 月 6 日就诊。诊其脉左右轻取微弦，举至巽位即不能起，寸尺伏下明显，按之至艮位以下尚冲滑，故谓其四肢关节有风寒侵入，气血向四末流动不畅。患者说确实经常肩背痛，每晚睡前四肢难受，要家人轮流按揉才能睡觉。另外，月经总是提前。我说气血不能向外流动，壅斥于内，故月经提前。

【分析】此例患者当参看"脉应来去周天图解"，脉来至巽位而止为人体气机不能升发至极，故不能达于四末，而见四肢难受。究其原因，脉见微弦，为风寒客于肌表，巽又主肩，故见肩背痛；艮为腹，主内，艮位以下尚冲滑，故月经先期。

病例49　霍某，女，37 岁，2009 年 10 月 18 日就诊。自述患慢性胃炎，要求调理。诊其右脉弦滑，寸关高于尺部，左脉寸关浮弦而滑。此肝胃不和，内有痰火，下焦不通。用药三天，患者复诊，说昨晚胃痛很厉害，并问与用药有无关系。诊其右脉极弦，重取滑，关弦最明显，左脉尺部伏下、极弦，似有受寒之象。问其昨天有无食凉物，患者说昨晚吃海鲜后喝了一袋凉奶、一碗凉粥，于是告之正值气温下降之时，复食生冷油腻，焉有不加病之理。为医看病实为不易，天人相应，若不能整体把握，广泛联系，是很难把握疾病整个过程的。

【分析】首诊右脉弦滑，弦可为血瘀，滑为痰湿；寸关高于尺部，气机下行不利。左脉寸关浮弦而滑，此肝胃不和，内有痰火，下焦不通。复诊右脉极弦，弦为寒为痛，重取滑，滑为痰湿，关弦最明显，关乃脾胃所处之位，故受寒而痛，乃食生冷食物所致。

病例 50　王某，男，50 岁，2009 年 9 月 29 日就诊。患者双手容易颤抖，饮酒后缓解，多以为酒精依赖。舌苔厚腻，诊其脉弦，左寸滞涩不能流通，右关凹结，腹诊脐右侧压痛。以化湿浊、通督脉、散腹部郁结为主治之，并让其戒酒。10 月 7 日复诊，未发现手抖，左寸已流通，由此可见其手抖动与颈椎有密切关系。询问做过颈椎检查否，回答 CT 检查示颈椎间盘突出。

【分析】左寸滞涩不通，当为颈部气机不畅，CT 检查给予肯定。通督治疗后手抖减轻，证明手抖与颈椎有关；又右脉关部凹结，为腹部郁阻之象，腹诊痛点明显为明证。观"脉应前后周天"可知任脉不降，督脉亦不升，又舌苔厚腻为湿浊之象，所以化湿浊、通督脉、散腹部郁结而愈。

病例 51　卢某，女，35 岁，2009 年 10 月 8 日就诊。患者胃中不适，时时欲呕。其脉体紧张度高，右寸脉浮而欲上冲，关尺伏下，左脉弦而无力，虽上下相引而欲断。告之饮食之后受寒，患者说昨晚在农家院吃涮羊肉，吃完后便到山上走了走，当时很冷，而且只穿了条薄裙子。因肝肾不足，嘱其注意保证良好睡眠。患者说经常午夜一点以后才能睡觉（因上网），走路时间略长就会腹部下坠，双腿无力。

【分析】脉体紧张度高，右寸浮而欲上冲，关尺伏下，右脉主里，症见胃中不适欲吐。脉症相应，病因为食后受寒；又见左脉弦细欲断，此为阴血不足，与睡眠习惯有关。

病例 52 孔某，女，57 岁，2009 年 10 月 8 日就诊。患者左膝关节肿痛，多年来反复身肿，嗳气频频，脾气很大，检查无大碍，但却久治不愈。诊其脉大而浊，来势滑，左尺脉伏下、不流通。

【分析】脉大而浊，来势滑，为湿热壅盛之象，故见反复身肿，嗳气频频，脾气很大；左尺伏下、不流通，左以主左，左下肢气机不通，故见左膝关节肿痛。

病例 53 杨某，男，50 岁，2009 年 8 月 26 就诊。患者腰椎滑脱，坐久就会腰痛，左下肢牵连不适，有糖尿病史。患者犹豫不决，不知是否要去做手术。诊其脉，整体紧张度偏高，呈弦象，脉体大，边界不甚清楚，中空，双尺脉均伏下，左侧最明显，上起与下伏之间感觉界限明确。舌偏红。调理月余，脉体已近平直，自觉症状消失，腰部有力，精神佳。

【分析】脉见弦象，且边界不清而中空，为气机弛张之象，散之极故见弦象，肝肾极虚也；左尺伏下明显，且上起与下伏之间感觉界限明确，此是腰椎滑脱之象。

病例 54 冯某，女，50 岁，2009 年 10 月 8 日就诊。诊其脉右关浮大滑散而欠收，寸伏下而紧、举之不起，左寸关浮滑欠根。患者每逢秋季即咳嗽，吐清稀白痰，不易出，常口渴，血糖高，有心悸感。此中焦有热，肺有寒，肝肾不足也。

【分析】右寸伏下而举之不起，为肺部有寒，是秋季咳嗽的病因；细推之，右关浮大滑散而欠收，为中焦脾阴不足欠敛，故血糖高，常口渴，有心悸感。长期生化之源不足，肝肾亦虚，故左寸关浮滑欠根。

病例55　王某，男，32岁，2009年10月9日就诊。诊其脉，双尺沉，紧张度高，舌质淡，遂告之脾肾虚寒，当腰膝酸软无力，大便不调。患者说确实如此，大便每天最少2~3次，饭后就去厕所，腰酸腿软。

【分析】双尺脉沉，紧张度高，为下焦虚寒，又舌质淡为命门火衰，据此推断脾肾虚寒。此例以舌诊为一重要佐证。

病例56　刘某，男，42岁，2009年10月8日就诊。诊其脉体紧张度高，来势不及，整体伏下，寸明显。患者头沉，目不欲睁，告诉患者乃清气不升故也。下午其妻至取药，其脉滑，略欠根，双寸脉均欠流通，嗳气频频，胸中闷塞。因已经很熟，曾去其家出诊，便告之居住环境好坏会影响人的健康。其家一楼开超市，在最后面阴暗而很小的空地做饭，上二楼的楼梯摆满货品，须侧身方能通过，二楼卧室空旷至极，长此以往必影响人体气机，对健康不利。

【分析】其本人之脉来势不及，整体伏下，寸明显，气向上升得不好，故头沉，目不欲睁。其妻双寸脉均欠流通，也表明气机向上流通得差，故嗳气频频，胸中闷塞，脉症相应。结合其居住环境，正与他们的脉相应。脉、症、环境相应，符合气一元论也!

病例57 杨某,女,50岁,2009年10月11日就诊。诊其左寸脉斜向内,弦,尺脉微伏下,涩,整体欠缺冲滑之感,右关微凹而弦。舌苔腻、微黄,眼下青,失眠,头胀,腰酸,腿抽筋,善饥,便秘。此肝肾精血亏虚,中气不足,中焦微有湿热。

【分析】左寸脉斜向内,弦,尺脉微伏下,涩,整体欠缺冲滑之感,尺脉微伏下,肾气不足,则眼下泛青;脉涩示肝血亦不足;肝肾精血亏虚,故当腰酸,腿抽筋;右关微凹而弦,则中气明显不足;舌苔腻、微黄,提示脾胃湿热,故消谷善饥。色、脉、症相应,可治也。

病例58 崇某,男,56岁,2009年10月11日就诊。诊其脉双寸伏下,关脉滑大,断其颈部当不适,咽部有痰,患者称是。此是膀胱经脉在头颈部受阻滞。阳明胃经在咽部受阻,痰火积于中焦。

【分析】其脉双寸伏下,表明气机上升不足,关脉滑大,气机郁于中焦。左以候左,左以候膀胱经,寸伏则表明膀胱经在头颈部受阻。右以候右,右以候阳明经,寸伏则对应咽部受阻,关脉滑大,滑为痰,大为出得多,亦为火势,故痰火积于中焦。当以化中焦痰火、通颈部阻滞为治疗大法。

病例59 张某,男,51岁,2009年10月11日就诊。诊其双寸脉滑,上下不能相引,左尺脉沉弱无力,右尺脉沉,紧张度高。患者因心脏病做了三个支架,腰椎习惯性错位频繁发作，便秘。

【分析】左尺脉沉弱无力，则气不足，无法固摄，故腰椎习惯性错位频繁发作；右尺脉沉，紧张度高，沉为气不得出，脉紧亦为气的出气不畅所致，故出现便秘；双寸脉滑，为有痰浊；上下不能相引，则心肾无法相交；左寸主心，右寸主肺，上焦有痰浊，则气机流通极为不畅，易患心脏病。

病例60　李某，女，62岁，2009年10月11就诊。患者头痛两年余，诊其脉双寸伏下，关空大。面色黑，舌有瘀斑。询问相关症状，谓并无不适。后又问患者有无长期服用什么药物，患者说前几年小便潜血，到北京某医院查出轻度肝硬化，回来后有一老中医为其出了一个偏方，已经吃了两年，其中有鳖甲、水蛭、螯虫、大黄等。闻此豁然明朗，中医诊病望、闻、问、切，实不可或缺也。

【分析】双寸伏下，则气不得升，故易头痛；面色黑，舌有瘀斑，为瘀血之象；服用鳖甲等化瘀散结的药物，形成双关空大之脉象。

病例61　陈某，男，40岁，2009年10月11日就诊。其脉下手即得，右沉而带弦，寸微浮弦滑，左寸伏下。马上告之颈椎不好，脾胃虚不能运化水谷。患者说确实颈椎有问题，且饮食极佳。以前曾患肾结石，现在腰酸痛，头晕不清，身乏力。闻之甚为不解，又细诊其脉，右脉如前，左尺按之虚。又问还有其他症状否，患者说此次主要想看吐痰之病。半年来频频吐清稀白痰，量很大，闻此而心中豁然。痰饮为阴邪，阻脾升清，故头不清。脾为生痰之源，肺为储痰之器，故见上症。

【分析】左寸伏下，气上升不畅，故造成颈椎不利。脾为生痰之源，肺为储痰之器，右关为脾，右寸为肺，今右脉沉而带弦，寸微浮弦滑，沉则气机不得出，弦则出入不畅，两者的功能被抑制，故清气不能向上升达到头部，见头晕而不清，人体的自我抗病反应就是频频吐清稀白痰。

病例62 赵某，男，62 岁，2009 年 10 月 11 日就诊。诊其脉双关尺空大而滑，按之无力，双寸脉伏下，舌质微青。患者述手指常麻木，嗜睡严重。按其脉症，肝肾已亏，肝脉不能输送足够的肾精、肝血上荣大脑也。

【分析】左关尺空大而滑，按之无力，提示肝肾已亏；左主外，主头部和四肢，左关尺空大无力，左寸伏下，提示头部和四肢的供血不足，加之舌质微青，证明有瘀血，故手指麻木；又因肝肾不足，肝脉不能输送足够的肾精、肝血上荣大脑，故嗜睡严重。

病例63 王某，男，37 岁，2009 年 10 月 12 日就诊。其脉左寸伏下，尺脉弦长，右寸伏下，关弦而空，尺弦长，尺下有一点触手，圆石而硬。告患者头颈背气脉不通，咽部不利，脾胃不和，小腹下当胀痛（前列腺），有伏寒在腰腿部经络。患者称是。

【分析】左寸脉伏下则气机上升不畅，尺脉弦长则气机出入受阻，导致头颈背气脉不通；右寸伏下，关弦而空，故咽部不利，脾胃不和；右尺弦长，弦为有寒，长为降得多，故推断有伏寒在腰腿部经络；尺下有一点触手，圆石而硬，表明有气血凝结，故小腹下（前列腺）当胀痛。

病例 64 吴某，女，50 岁，2009 年 10 月 13 日就诊。诊其双寸轻取细敛，脉体紧张度高。患者胸闷，心紧，欲呼不出，百问不知何故。最后患者说前些天看电视健康讲座，说白果对心脑血管有好处，提倡每天吃白果，于是每天食 5 粒白果，已服用一周。闻此而恍然大悟，白果性收敛，主治肺气虚散、肾不纳气的虚喘患者，此患者无故服用，必是肺气被闭塞故。

【分析】患者每天服用白果，其性收敛，故双寸轻取细敛，脉体紧张度高；外部气机收敛力度很强，肺气被闭塞，故患者胸闷，心紧，欲呼不出。

病例 65 张某，女，37 岁，2009 年 10 月 13 日就诊。诊其脉整体沉而弦弱。患者每至后半夜即胃痛甚，素畏凉食。因其时间规律明显，参合其脉象，必是肝肺虚寒。肺经起于中焦，肝经隶阳明而上，按子午流注，后半夜是肝经和肺经旺盛之时，故此发病。

【分析】其脉整体沉而弦弱，沉则气机处于内，弦可为寒，气机出入不畅，并有寒象。按子午流注，后半夜是肝经和肺经旺盛之时，若肝肺虚寒，则于此时胃痛。又患者素畏凉食，可供参合也。

病例 66 李某，女，43 岁，2009 年 10 月 13 日就诊。诊其右关寸之间的膈点犹如圆珠笔尖样硬实，搏击手指。告之患者，在剑突下大概贲门部位有病变。患者承认最近这个地方很不舒服，也不是疼，有一种无名的痛苦，为其处方调理，并建议做胃镜检查。

【分析】右脉关寸之间的膈点犹如圆珠笔尖样硬实，搏击手指，右以候前，寸关之间对应的是剑突下贲门部位，因其出现莫名痛苦，故应做进一步检查。

病例67 王某，男，57岁，2009年10月8日就诊。患者自觉呼吸不能，每次呼吸要很用力方可。诊其右脉极沉，无来势，断其大气下陷，盖宗气积于胸中，贯心行血，上行息道以司呼吸，由徐大夫为其推拿，并教其导引之法。三日后右脉已起，患者自觉呼吸顺畅。

【分析】其右脉极沉，无来势，则气不能升，也不能出，明显为大气下陷，可以升陷汤治之。

病例68 李某，男，34岁，2009年7月20日就诊。患者经常腰痛，胃火很大，口气重。诊其脉极弦有力，双尺明显沉下。用药调理月余，症状虽有缓解，其尺脉伏下仍未缓解。为患者触诊经络，其命门两侧条索样结节甚为明显。为其刺血三次，脉象即明显改善。月余复诊，腰痛极少发生。诊其脉仍不理想，触诊仍有结节，但已不明显。为彻底根治，又用刃针刺之。术后脉明显柔和流通，患者感觉强烈，明显有气流到双腿。告患者隔日再次就诊。腰痛症状基本消失，脉象极其柔和，右脉相对紧张度高，定是胃经还有阻滞。

【分析】用药之前其双尺脉明显沉下，故腰痛；极弦有力，则有郁火，故胃火很大，口气重。用药月余后，其尺脉伏下仍未缓解，运用刃针治疗，腰痛症状基本消失，脉象极其柔和；右脉相对紧张度高，定是胃经还有阻滞。

病例69 田某，女，2009年10月14日就诊。诊其左寸脉弦敛偏外，尺脉伏下明显，弦而空，右寸前伏下，关前浮大，关尺伏下，有弦芤之感。于是告诉患者，头部左右两侧气血流动不均衡，肩背当不适，腰以下血向腿流动不畅，胃气不降，气上行，至咽而不能升。患者承认头晕，偏头痛，腰胯痛，久坐腿肿，小腿胀，吃水果即胃中嘈杂，躺下常觉鼻塞。

【分析】左寸脉弦敛偏外，头部左右两侧气血流动不均衡，故头晕，偏头痛，肩背当不适。尺脉伏下明显，弦而空，说明腰之血向腿流动不畅，故腰胯痛，久坐腿肿，小腿胀。右脉寸前伏下，右关前浮大，气上行不利，至咽上而不能升，故患者躺下常觉鼻塞。关尺伏下，有弦芤之感，胃气不降，故吃水果即胃中嘈杂。

病例70 冯某，女，38岁，2009年10月21日就诊。患者自述头晕。诊其左脉空涩，尺空明显，寸涩明显，右脉弦滑，寸前伏下。告之肝肾精血不足，不能上荣大脑，眠差梦多，腰膝酸软无力，当补肝血肾精，并还精于脑。

【分析】左脉空涩，则血不足；尺空明显，则肾精不足，腰膝酸软无力；肝肾精血不足，不能上荣大脑，故寸涩明显；心脑供血差，则眠差梦多。治疗当补肝血肾精，还精于脑。

病例71 吴某，女，32岁，2009年8月27日就诊。患者鼻塞不通，胸闷，呼吸困难，诊断为过敏性鼻炎。曾用西药治疗半个月，效果欠佳。诊其脉体整体紧张度偏高，左寸前伏下，关前鼓起，右脉寸前极紧。告之患者，如果配合针灸、刺血、走罐，再加上服用中药，效果会很好。于是在患者后背行走罐之法，顺转太极，在肺俞附近的结节上刺血并拔罐，推手太阴肺经，并刺尺泽、合谷。半小时后患者鼻已能通气，不胸闷。诊其脉体柔和，而能上下贯通。

【分析】其脉体整体紧张度偏高，左脉寸前伏下，关前鼓起，右脉寸前极紧，左右互比，其独在右，右脉上下互比，则在右寸，寸前极紧，有极其严重的收敛之势，正可印证患者鼻塞不通、胸闷、呼吸困难之症。

病例72 王某，女，47 岁，2009 年 10 月 16 日求诊。诊其左脉弦而长，至寸前伏下，关尺以下缓慢下伏，至尺已很沉，关前上鼓明显，右脉寸下即伏下而结。告之颈部有疾、肝火盛，易头痛头晕，肾虚腰痛，剑突下气血凝结而致上热下寒。患者频频称是，并说剑突下确实有硬结。

【分析】其左脉弦而长，至寸前伏下，则清气不升，易头痛头晕，颈部不适；关前上鼓明显，有气郁结于此，故肝火盛；关尺以下缓慢下伏，至尺已很沉，气机沉于内，阳气无法外出化阴，故腰痛；右脉寸下即伏下而结，提示气血凝结而致上热下寒，故剑突下有硬结。

病例73 张某，男，40 岁，2009 年 10 月 18 日就诊。诊其右关脉弦、较沉，尺下有圆石点搏指，左关涩，左寸偏大。问之小腹是否坠胀，患者称是；腰是否受过伤，患者称前几年做过腰突症手术；又问睡眠是否梦多，患者称是；又问胃有无胀痛不适，患者承认确实如此。最后患者说在北京诊断为抑郁症，已服用抗抑郁药多年。

【分析】右关脉弦较沉，胃当有胀痛不适；尺下有圆石点搏指，小腹应坠胀；左寸偏大，则气出得多，如天马行空，睡眠应梦多；关尺涩，为腰突症术后没有完全恢复。

病例74 殷某，女，37岁，2009年10月19日就诊。诊其左寸微伏下而弦细，尺脉浮而大，右脉寸浮起，来势速，轻取弦敛而细，关尺沉弦而滑。告之肝肾不足，腰易酸痛，头部客留寒气，当头痛头晕，肺中寒热搏结，易咽干有痰。患者称是，并说经常咽干鼻燥，长鼻内疮。

【分析】左寸脉微伏下而弦细，头部客留寒气，当头痛头晕；左尺脉浮而大，肝肾不足，故腰易痛酸；右寸浮起，来势速，轻取弦敛而细，关尺沉弦而滑，乃肺中寒热搏结，咽干鼻燥、长鼻内疮可互相验证。

附：

《四言举要》新释

本部分以气的升降出入为核心，以辨阴阳为法则，以易理为指导，以阐释新意为目的，师古而不泥，简洁明了，故名之曰"新释"。

经脉与脉气

1. 脉乃血脉，气血之先。血之隧道，气息应焉。其象法地，血之府也。心之合也，皮之部也。

【新释】脉是血液运行的隧道，其搏动变化与人体的气机息息相应，故曰"气息应焉"。犹如大地之纳百川流行，故喻为"血府"可也。

2. 资始于肾，资生于胃。阳中之阴，本乎营卫。营者阴血，卫者阳气。营行脉中，卫行脉外。

【新释】宗气积于胸中，贯心行血，宗气之根在肾，资生于胃，又脉乃心之合也，故从脉中可查元气、中气、宗气之消息。又心居胸中，为阳，其合在脉，脉之象法地，故曰阳中之阴。营行脉中，出于中焦（中气）；卫行脉外，出乎下焦（元气），故曰"本乎营卫。"

3. 脉不自行，随气而至。气动脉应，阴阳之义。气如橐籥，血如波澜。血脉气息，上下循环。

【新释】宗气积于胸中，贯心行血，上行息道以司呼吸，故脉之搏动全赖此宗气也。气动脉亦动，阴阳之理也。

4.十二经中，皆有动脉，唯手太阴，寸口取决。此经属肺，上系吭嗌。脉之大会，息之出入。一呼一吸，四至为息。日夜一万三千五百。一呼一吸，脉行六寸。日夜八百十丈为准。

【新释】肺主治节，主一身之气，司呼吸，其功用全赖宗气。寸口动脉隶属于手太阴肺经，又内合于心（心主血脉故也），最能准确体现脉息之相应，最能准确探察宗气、中气、元气之消息，即今人所言脉之胃、神、根也。

部位、诊法

5.初持脉时，令仰其掌。掌后高骨，是谓关上。关前为阳，关后为阴。阳寸阴尺，先后推寻。

【新释】《内经》云："察色按脉，先辨阴阳。"既先知诊取寸口，则当辨寸口之阴阳。关前为阳，关后为阴，其应气机之升降出入。

6.心肝居左，肺脾居右。肾与命门，居两尺部。左为人迎，右为气口。神门决断，两在关后。人无二脉，病死不愈。

【新释】以全息之理论去分析寸口脉与人整体之对应，则了然于胸。《素问·脉要精微论》云："尺内两旁，则季胁也。尺外以候肾，尺里以候腹。中附上，左外以候肝，内以候膈；右外以候胃，内以候脾。上附上，右外以候肺，内以候胸中，外以候心，内以候膻中。前以候前，后以候后。上竟上者，胸喉中事也；下竟下者，少腹腰股膝胫足中事也。"寸口脉全息诊法优于其他任何一种全息诊法，因为诊法除要考虑静态全息分部，还要考虑脉搏动态的周期全息分部。动静相宜，全面把握。

7.左大顺男，右大顺女。男女脉同，唯尺则异。阳弱阴盛，反此病至。

【新释】男女之生理不同，于脉亦有体现。然而均不能越"阴阳平衡"之范围，即男女阴阳之不同在脉中的体现，必须是以脉之阴阳平衡为基础。否则诊脉毫无标准，令人陷入泥沼矣。此是岐轩脉法之根基也。

8.脉有七诊，曰浮、中、沉、上、下、左、右，消息求寻。又有九候，举按轻重，三部浮沉，各候五动。

【新释】脉之七诊，乃诊脉重中之重，察色按脉，先辨阴阳，这是诊脉正确的起点。如上下为阴阳，左右为阴阳，浮沉为阴阳，然后静心揣度阴阳之盛衰，气机之升降出入。此在岐轩脉法中述之甚详。

9.寸候胸上，关候膈下。尺候于脐，下至跟踝。左脉候左，右脉候右。病随所在，不病者否。

【新释】进一步阐明脉与人体的全息对应关系。

五脏平脉

10.浮为心肺，沉为肾肝。脾胃中州，浮沉之间。心脉之浮，浮大而散。肺脉之浮，浮涩而短。肝脉之沉，沉而弦长。肾脉之沉，沉实而濡。脾胃属土，脉宜和缓。命为相火，左寸同断。春弦夏洪，秋毛冬石。四季和缓，是谓平脉。太过实强，病生于外。不及虚微，病生于内。春得秋脉，死在金日；五脏准此，推之不失。四时百病，胃气为本。脉贵有神，不可不审。

【新释】人有五脏，而有五脏之应。然绝非一人同时存在肾肝之沉脉，心肺之浮脉，读于此处须思、辨、审。其实临床中多有是脏之病，则现是脏之脉，病之轻重看胃气充沛否。曾为一学员诊得左尺沉而应左腰痛。学员问：肾脉当沉，为何腰痛？此即是对此段未能深刻、准确地认识和把握。

心肺居于上，其气应于浮候；肝肾居于下，其气应于沉候；脾胃居中，其气自然应于浮沉之间。脉来浮大而散，以应气之盛长也，其象火，故应心；脉来浮涩而短，以应气之始收也，其象金，故应肺；脉沉而长弦，以应气之始生，其象木，故应肝；脉沉实而软，以应气之收藏，其象水，故应肾。

天人相应，人之脉亦必随天地之气化而变化，故有春弦、夏洪、秋毛、冬石之不同。然虽有变化，绝不失"阴阳平衡"之旨。其变化超过了平衡的界线，即变为病脉。《内经》云：脉有胃气则生，无胃气则死。《三指禅》以脉中"缓"象定是否有胃气。在岐轩脉法中如何准确、简单地把握"平衡"，论之颇详。

辨脉提纲

11. 调停自气，呼吸定息。四至五至，平和之则。三至为迟，迟则为冷。六至为数，数即热证。转迟转冷，转数转热。

【新释】脉之迟数分阴阳，以一息四五至为脉率平和。脉数者，气动之极也；脉迟者，气动之微也。

12. 迟数既明，浮沉当别。浮沉迟数，辨内外因。外因于天，内因于人。天有阴、阳、风、雨、晦、明。人有喜、怒、忧、思、悲、恐、惊。外因之浮，则为表证。沉里迟阴，数则阳盛。内因之浮，虚风所为。沉气迟冷，数热何疑。浮数表热，沉数里热。浮迟表虚，沉迟冷结。表、里、阴、阳、风、气、冷、热。辨内外因，脉证参别。脉理浩繁，总括于四。既得提纲，引申触类。

【新释】脉之浮沉以定病之内外阴阳。脉之迟数以定气行之速迟。以此为纲，可触类旁通。岐轩脉法则以浮沉定气机之出入也。

诸脉形态

13.浮脉法天，轻手可得。泛泛在上，如水漂木。有力洪大，来盛去悠。无力虚大，迟而且柔。虚甚则散，涣漫不收。有边无中，其名曰芤。浮小为濡，绵浮水面。濡甚则微，不任寻按。

【新释】浮如木在水中浮之象。若脉来有力，来盛去衰，脉体宽大，则为洪脉，其象类火；脉来无力而迟，脉体宽大而柔，则为虚脉；虚甚则脉气涣漫不收，则为散脉；脉体大而内空为芤脉；若脉体大而弦急内空，则为革脉；脉浮而细小无力，则为软脉；细小无力之甚，则为微脉。以浮脉而统洪、虚、散、芤、革、软、微也。

14.沉脉法地，近于筋骨。深深在下，沉极为伏。有力为牢，实大弦长。牢甚则实，愊愊而强。无力为弱，柔小如绵。弱甚则细，如蛛丝然。

【新释】浮脉法天，则沉脉自然法地，而近于筋骨之间。沉之甚者则为伏；沉而有力，实大弦长称为牢脉；脉体比牢脉更坚实，则为实脉；沉而无力，柔小如绵，则为弱脉；弱甚如蛛丝，则为细脉。故以沉脉统伏、牢、实、弱、细诸脉。

15.迟脉属阴，一息三至。小驶于迟，缓不及四。二损一败，病不可治。两息夺精，脉已无气。浮大虚散……沉小细弱迟细为涩，往来极难。易散一止，止而复还。结则来缓，止而复来。代则来缓，止不能回。

【新释】以迟脉统缓、损、败、夺息、涩、结、代诸脉。

16.数脉属阳，六至一息。七疾八极，九至为脱。浮大者洪，沉大牢实。往来流利，是谓之滑。有力为紧，弹如转索。数见寸口，有止为促。数见关中，动脉可候。厥厥动摇，状如小豆。

【新释】以数脉统疾、极、脱、促、动、滑、紧诸脉。总之在《四言举要》中是以浮沉迟数为纲，统领诸脉。

17.长则气治，过于本位。长而端直，弦脉应指。短则气病，不能满部。不见于关，唯尺寸候。

【新释】《四言举要》以浮沉、迟数、长短分辨阴阳。如此则扼要、简明矣。

诸脉主病

18.一脉一形，各有主病。数脉相兼，则见诸症。浮脉主表，里必不足。有力风热，无力血弱。浮迟风虚，浮数风热。浮紧风寒，浮缓风湿。浮虚伤暑，浮芤失血。浮洪虚火，浮微劳极。浮濡阴虚，浮散虚剧。浮濡痰饮，浮滑痰热。

【新释】浮主气出之过也，气趋于外则里必然虚矣。浮有力则为外感风热，实证；浮而无力定是血（阴）弱，虚证；浮迟必是虚风；浮紧则外寒束于表。何病主何气机变化，焉何有是脉，须仔细详推。此处阴虚之脉必须注意，此阴虚与现行中医书籍所言阴虚不同。此处之阴当指内虚，盖内、里即阴也，故"浮脉主表，里必不足"。

19.沉脉主里，主寒主积。有力痰食，无力气郁。沉迟虚寒，沉数热伏。沉紧冷痛，沉缓水蓄。沉牢痼冷，沉实热极。沉弱阴虚，沉细痹湿。沉弦饮痛，沉滑宿食。沉伏吐利，阴毒聚积。

【新释】沉主阳气之不升也，不出也。虚可致不升不出，故沉弱；寒凝可致不升不出，故沉紧。痰、食、水、湿、饮皆可致此，故脉显沉滑、沉缓、沉细、沉弦等。

20.迟脉主脏，阳气伏潜。有力为痛，无力虚寒。数脉主腑，主吐主狂。有力为热，无力为疮。

【新释】迟脉亦主阳气之不升不出也，故曰"阳气伏潜"。有力则实寒并痛，无力则是虚寒。数脉亦主气出、气升之过也，故主吐主狂（阳气逆上也）；数而有力定为热疮，无力亦为虚，多有疮症。

21.滑脉主痰，或伤于食。下为畜血，上为吐逆。涩脉少血，或中寒湿。反胃结肠，自汗厥逆。

【新释】滑脉如珠，替替然往来流利，上下欠贯通，多主痰食蓄血。涩脉主气之升、出不利也，或因虚，或因寒湿。气血虚可致便秘，胃不受纳，阳气不充四末肌肤，则自汗厥逆、手足冷。

一般人们将此处之滑涩脉列为相互对立的一对，这严重阻碍了对诊脉的准确把握。滑涩脉都有气行不畅之象，并非滑脉气行流畅，准确地说，滑脉更像如气裹物而上下内外滚动也，于气必是阻碍。

22. 弦脉主饮，病属胆肝。弦数多热，弦迟多寒。浮弦支饮，沉弦悬痛。阳弦头痛，阴弦腹痛。

【新释】肝胆于易当纳震卦，一阳居中，二阴之下。饮为阴邪，易阻阳气，如春之始，阳气虽升，寒水未退也。故脉弦则主饮（寒水）；阳气峥峥而上，寒饮迟迟不退，脉必兼数；饮邪重而阳气怯则脉必兼迟；饮邪侵肺，脉当浮，必喘息，故兼浮；饮袭胸胁、肝胆之部，故兼沉。寸主头，尺主腹，故阳弦头痛，阴弦腹痛。

23. 紧脉主寒，又主诸痛。浮紧表寒，沉紧里痛。

【新释】紧脉乃阳气与阴寒之气相争之象，故其脉有如切绳索，左右弹手之感。寒气阻而不通，故痛。以浮沉定寒之内外。

24. 长脉气平，短脉气病。细则气少，大则病进。浮长风痫，沉短宿食。血虚脉虚，气实脉实。洪脉为热，其阴则虚。细脉为湿，其血则虚。

【新释】长脉则气机能上下贯通，故曰气平；短则气不能上下贯通，故气病。细脉则气无力鼓动脉道，故曰气少；大脉则正气不收或抗邪外出，故曰病进。脉浮长是气升之过也，类风之象。又气之与血，异名而同类也，故气血虚则脉虚，气血实则脉实；洪脉为火，为阳，阳盛则阴病；湿为阴邪，最伤阳气，阳气伤则脉细。

25. 缓大者风，缓细者湿。缓涩血少，缓滑内热。濡小阴虚，弱小阳竭。阳竭恶寒，阴虚发热。阳微恶寒，阴微发热。男微虚损，女微泻血。阳动汗出，阴动发热。为痛与惊，崩中失血。虚寒相搏，其名为革。男子失精，女子失血。

【新释】弱脉指沉而无力，柔小如绵，气血不充于外，故曰阳竭；濡脉指浮而无力，柔小细绵，气血不荣于内，故曰阴虚。阳竭者，气血不充于外，故恶寒；阴虚者，气血不荣于内，独"盛"于外，故发热。此处所指之阴阳与现今通行之理解不同，当细察，方明古人之意。

微脉指浮而软甚，不任寻按。故寸脉微则阳气虚而恶热，尺脉微则阴虚，故发热。此处又以尺寸定阴阳也。

26.阳盛则促，肺痈阳毒。阴盛则结，疝瘕积郁。代则气衰，或泄脓血，伤寒心悸，女胎三月。

【新释】略。

杂病脉象

27.脉之主病，有宜不宜。阴阳顺逆，凶吉可推。中风浮缓，急实则忌。浮滑中痰，沉迟中气。尸厥沉滑，卒不知人。入脏身冷，入腑身温。

【新释】风之卦为巽，二阳居一阴之上，风性疏泄，故脉浮缓。若现急实之象，则邪气并于内而盛也，病必重。兼滑者，风痰也。脉沉迟者，阳气伏潜于内而不出，故曰中气，中气兼痰，则脉沉滑，卒然不知人；如果阳气皆潜入脏，则身冷；若阳气未尽入脏，则身温。以身之温凉以测阳气之出入也。

28.风伤于卫，浮缓有汗。寒伤于营，浮紧无汗。暑伤于气，脉虚身热。湿伤于血，脉缓细涩。伤寒热病，脉喜浮洪。沉微涩小，证反必凶。汗后脉静，身凉则安。汗后脉躁，热甚必难。

【新释】风为阳邪，易袭阳位，卫行脉外，故风伤卫，风性疏泄，故脉浮缓有汗；寒为阴邪，易袭阴位，营行脉中，故寒伤营。寒性凝滞，故气血被抑而脉紧；暑性类火，其卦离，离中虚，故脉虚；湿为阴邪，故伤阴血（血之与气，异名而同类），湿性黏滞，郁遏阳气，故脉缓细涩。

伤寒发热，脉浮洪，为脉症相符，其病易治，逆则凶。汗后脉静身凉，为病向愈，汗后脉急数而躁，病必进。

29. 阳病见阴，病必危殆……形损难医。饮食内伤，气口急滑。劳倦内伤，脾脉大弱。欲知是气，下手脉沉。沉极则伏，涩弱久深。火郁多沉，滑痰紧食。气涩血芤，数火细湿。滑主多痰，弦主留饮。热则滑数，寒则弦紧。浮滑兼风，沉滑兼气。食伤短疾，湿留濡细。

【新释】左为人迎，右为气口；右脉乃脾肺太阴之部，故内伤多查右脉，伤于饮食则滑急，实证；伤于劳倦则大弱，虚证。情志不遂，抑郁不发，脉必沉；气郁之久必为火，故火郁脉亦沉，兼痰兼食则或滑或紧。凡数脉相兼者，将诸脉主证结合分析即可。

30. 疟脉自弦，弦数者热，弦迟者寒，代散者折。泄泻下痢，沉小滑弱。实大浮洪，发热则恶。呕吐反胃，浮滑者昌。弦数紧涩，结肠者亡。霍乱之候，脉代勿讶。厥逆迟微，是则可怕。

【新释】疟病寒热往来，阴阳相争，病在少阳，故脉当弦，以迟数定寒热；泄泻下痢，阳气伏潜不升，脉显沉小滑弱，为顺，易治，实大浮洪为逆，必凶；呕吐反胃，气之上逆也，脉现浮滑者顺，易治；若脉不是浮滑，并且便秘不通，必是凶症。霍乱之病，上吐下泻，气机逆乱，脉代为顺，不必惊讶。

厥逆迟微，故当可怕。

31. 咳嗽多浮，聚肺关胃。沉紧小危，浮濡易治。喘急息肩，浮滑者顺。沉涩肢寒，散脉逆证。

【新释】咳嗽乃肺气上逆也，脉浮为顺，喘息，肾不纳气，肺不收敛，故脉浮为顺，顺则易治，逆则危。

32. 病热有火，洪数可医。沉微无火，无根者危。骨蒸发热，脉数而虚。热而涩小，必殒其躯。劳极诸虚，浮软微弱。土败双弦，火炎急数。

【新释】病人发热有火，脉当洪数，若见沉微无力，是根已拔也；骨蒸发热，乃阴虚也（里虚也），故脉浮虚而数。沉而涩小者必危；脾败者，土绝木乘，故双弦。

33. 诸病失血，脉必见芤。缓小可喜，数大可忧。瘀血内蓄，却宜牢大。沉小涩微，反成其害。

【新释】失血者伤阴，故脉见芤象。若见数大，阳气独亢于外，阴不敛阳则危。瘀血内蓄，遏阻阳气，阳气不出则沉实矣。若见沉小涩微，正气将绝也。

34. 遗精白浊，微涩而弱。火盛阴虚，芤濡洪数。三消之脉，浮大者生。细小微涩，形脱可惊。小便淋闭，鼻头色黄。涩小无血，数大何妨。大便燥结，须分气血。阳数而实，阴迟而涩。

【新释】遗精白浊之病，其精气下行而失，脉当涩弱。火盛者阴必虚，脉可出现浮芤、濡、洪，里虚也。消渴者，若脉浮大，只是阴虚而已，若细小微涩，则阴阳俱虚也。小便淋闭，而鼻头色黄湿热也，涩小者正气已损，数大者正气仍存。大便燥结，当分是气阻或气虚，还是阴血不濡润。脉数而实，乃火盛之状，阳盛阴必虚，故阴血不得濡润；脉迟而涩，乃是气阻或气虚无力推动也。

35.癫乃重阴，狂乃重阳。浮洪吉兆，沉急凶殃。痫脉宜虚，实急者恶。浮阳沉阴，痰滑数热。

【新释】狂乃阳证，见浮洪为顺为吉；癫为阴证，见浮洪之脉为阴转阳，亦是吉兆。若都出现急沉之脉病必难愈。凡痫病，脉浮为阳证，脉沉为阴证，兼滑兼痰，兼数兼热，总之要以脉虚为吉；急实者忌也。

36.喉痹之脉，数热迟寒。缠喉走马，微伏则难。诸风眩运，有火有痰。左涩死血，右大虚看。

【新释】喉痹之症，可因热毒，亦可由阴寒盛而龙雷之火上灼。缠喉走马乃喉痹之急者，若阳证似阴，脉伏而微则难矣。诸风掉眩，皆属于肝，脉见浮长之象乃其常，但要不忘查痰（滑）、查火（数）、查血（左涩）、查气（右大）。

37.头痛多弦，浮风紧寒。热洪湿细，缓滑厥痰。气虚弦软，血虚微涩，肾厥弦坚，真痛短涩。

【新释】头痛之疾，分内外因，以弦为主脉。伤于风则浮，伤于寒则紧，伤于热则洪，伤于湿则细，伤于暑则缓大，伤于痰则滑。气虚脉软，血虚脉涩。肾虚而厥逆，脉必坚弦，气血阻滞头痛连脑之真头痛，脉必短涩。

38.心腹之痛，其类有九。细迟从吉，浮大延久。疝气弦急，积聚在里。牢急者生，弱急者死。

【新释】《四言举要》中认为九种心痛多是积冷结气所致者多，故脉细迟为吉、为顺，浮大者逆，必难治。疝气多因肝寒，故脉弦急。脏之积聚为病在里，当沉；沉牢而急者乃正气尚存，沉弱而急者正气衰危。

39.腰痛之脉，多沉而弦。兼浮者风，兼紧者寒，弦滑痰饮，濡细肾着。大乃肾虚，沉实闪肭。

【新释】尺脉沉弦多是气血之不通也，脉沉紧多因寒阻，兼滑有痰，兼细湿阻。尺大而虚是肾虚，沉实有力，多是扭挫伤。若尺部浮弦者，必因风。

40.脚气有四，迟寒数热。浮滑者风，濡细者湿。痿病肺虚，脉多微缓。或涩或紧，或细或濡。风寒湿气，合而为痹。浮涩而紧，三脉乃备。

【新释】脚气之病分风、寒、湿、热四因，其脉亦见浮、细、迟、数；《内经》以肺热叶焦为痿病之因，其可见多种脉象。痹证因风、寒、湿，其脉可见浮、紧、涩。

41.五疸实热，脉必洪数。涩微属虚，切忌发渴。

【新释】疸病有五，证只分二。阴寒脉见涩微，阳盛脉见洪数，皆顺证；阳证发渴，已伤阴，难治。

42.脉得诸沉，责其有水。浮气与风，沉石或里。沉数为阳，沉迟为阴。浮大出厄，虚小可惊。

【新释】脉居沉位，肾之部也，肾主水，故责其有水，多见水肿为患。若见脉浮而水肿者，为风水，无水而见虚胀者，乃风气相击，身体洪肿，脉亦见浮，并以迟数定阴阳。《金匮要略》"水病脉出者死"，此逆也，脉虚小者，正气已衰也。

43.胀满脉弦，土制于木。湿热数洪，阴寒迟弱。浮为虚满，紧则中实。浮大可治，虚小危极。

【新释】凡胀满者，脾弱肝乘，脉见弦；湿热蒸迫，脉见洪数；阳虚不运，脉迟弱；中虚不收（降），脉必浮无力；寒气抑遏阳气，必见紧脉。总之，浮大乃胀满之正脉易治，虚小则难见其功。

44.五脏为积，六腑为聚。实强者生，沉细者死。

【新释】脏腑积聚，邪气盛也，见脉实有力，为精气未夺；沉弱者，正气已衰，必危。

45. 中恶腹胀，紧细者生。脉若浮大，邪气已深。

【新释】感受秽浊之气，阻闭神明，昏瞀烦闷，气机逆乱，吐泻不得，若见紧细，乃邪气闭阻气机；症脉符也，见浮大，逆也。

46. 痈疽浮散，恶寒发热。若有痛处，痈疽所发。脉数发热，而痛者阳。不数不热，不疼阴疮。未溃痈疽，不怕洪大。已溃痈疽，洪大可怕。

【新释】痈疽以脉之迟数定阴阳。痈疽未溃而见脉洪大，不可怕，病象与脉象相符也。痈疽已溃，脉势亦当退，若不退，病进也。

47. 肺痈已成，寸数而实。肺痿之形，数而无力。肺痈色白，脉宜短涩，不宜浮大，唾糊呕血。

【新释】肺痈已成，胸痛寒热，口干喘满，寸脉当数而实。若面色苍白者，是阴寒盛也，脉当涩小。肺痿之病乃肺气虚极也，当脉数而无力。

48. 肠痈实热，滑数可知。数而不热，关脉芤虚。微涩而紧，未脓当下。紧数脓成，切不可下。

【新释】肠痈之病脉见滑数。若痈溃伤营，必见关上芤虚。未溃前邪阻而见脉微涩而紧，当下之。若见紧数而滑时，兼关上芤虚，成脓也，手术佳。

《四言举要》所述杂病脉象多以病脉符否以定病之预后。如何定其相符与否，关键是取"病象"、诊"脉象"。象者，气象也。象藏玄机，象显妙理！

妇儿脉法

49.妇人之脉，以血为本。血旺易胎，气旺难孕。少阴动甚，谓之有子。尺脉滑利，妊娠可喜。滑疾不散，胎必三月。但疾不散，五月可别。左疾为男，右疾为女。女腹如箕，男腹如釜。欲产之脉，其主难经。水下乃产，未下勿惊。新产之脉，缓滑为吉。实大弦牢，有证则逆。

【新释】男人以气为本，妇女以血为本。男人气足可施精，女人血旺可受孕。少阴动而滑，若无病象，定是有子之象，进一步尺脉就会变得流利圆滑，这即是妊娠之象。尺脉滑而急数，按之即散，胎成三月。若按之不散，胎必五月。若已近临产期，脉象突然与前之妊娠脉大不一样，便是快生产了。

50.小儿之脉，七至为平。更察色证，与虎口文。

【新释】小儿之脉与大人颇异，当以观色察症及小儿虎口纹为重。

奇经八脉诊法

51.奇经八脉，其诊又别。直上直下，浮则为督。牢则为冲，紧则任脉。寸左右弹，阳跷可决。尺左右弹，阴跷可别。关左右弹，带脉当决。尺外斜上，至寸阴维。尺内斜上，至寸阳维。

【新释】此名病入奇经八脉之脉象。虽与正脉有别，但又不离于正脉。如督脉统诸阳行于脊、脊旁膀胱之脉。膀胱有疾，久病不愈，则流入奇经。督脉亦太阳之部，故督脉之变脉浮。余可类推。

52. 督脉为病，脊强癫痫。任脉为病，七疝瘕坚。冲脉为病，逆气里急。带主带下，脐痛精失。阳维寒热，目眩僵仆。阴维心痛，胸胁刺筑。阳跷为病，阳缓阴急。阴跷为病，阴缓阳急。癫痫瘛疭，寒热恍惚。八脉脉证，各有所属。

【新释】此言奇经为病之症状也。凡久病不愈者，多责之于奇经也。盖久病入络故也，入络后人体即又进入病态之平衡而残喘尔。

真脏绝脉

53. 平人无脉，移于外络，兄位弟乘，阳溪列缺。

【新释】此言斜飞、反关之异常脉。

54. 病脉既明，吉凶当别。

【新释】察清病象与脉象，吉凶顺逆即可了然于胸也。

55. 经脉之外，又有真脉。肝绝之脉，循刀责责。心绝之脉，转豆躁疾。脾则雀啄，如屋之漏。如水之流，如杯之覆。肺绝如毛，无根萧索。麻子动摇，浮波之合。肾脉将绝，至如省客。来如弹石，去如解索。命脉将绝，虾游鱼翔。至如涌泉，绝在膀胱。真脉既形，胃已无气。参察色证，断之以臆。

【新释】此言真脏之脉阴阳欲绝也。绝脉多统归于"胃气已无"。胃气者，阴阳冲和之象也。

主要参考文献

1. 黄帝内经. 北京：人民卫生出版社，1982.

2. 秦越人. 难经. 北京：科学技术文献出版社，1996.

3. 王叔和. 脉经. 上海：上海科学技术出版社，1958.

4. 张仲景. 伤寒论. 南宁：广西人民出版社，1980.

5. 李士懋. 脉学心悟. 北京：中医古籍出版社，1994.

6. 周学霆. 三指禅. 北京：中国中医药出版社，1992.

7. 金伟. 我的脉学探索. 北京：中国中医药出版社，2006.

8. 李中梓. 诊家正眼. 南京：江苏科学技术出版社，1984.

9. 林之瀚. 四诊抉微. 天津：天津科学技术出版社，1996.

10. 柯琴. 伤寒论翼. 长沙：湖南电子音像出版社，1998.